DE LA

FIÈVRE PUERPÉRALE

De la fièvre puerpérale, de sa nature et de son traitement. Communications à l'Académie impériale de Médecine, par MM. Goérard, Depaul, Beau, Hervez de Chégoin, P. Dubois, Trousseau, Bouillaud, Cruveilhier, Piorry, Cazeaux, Danyau, Velpeau, Guérin, etc. Paris, 1858. In-8 de 450 pages.. 6 fr.

Traité pratique des maladies des organes sexuels de la femme, par le docteur F. W. de Scanzoni, professeur d'accouchements et de gynécologie à l'Université de Wurzbourg, etc., traduit de l'allemand sous les yeux de l'auteur, avec des notes, par les docteurs H. Dor et A. Socin. Paris, 1858. 1 vol. grand in-8 de 560 pages, avec figures. 8 fr.

Traité de la folie des femmes enceintes, des nouvelles accouchées et des nourrices, et des considérations médico-légales qui se rattachent à ce sujet, par le docteur L. V. Marcé, ancien interne, lauréat des hôpitaux et de la faculté de médecine, membre titulaire de la Société anatomique. Paris, 1858, in-8 de 400 pages........................ 6 fr.

Corbeil, imprimerie et stéréotypie de Crété.

DE LA

FIÈVRE PUERPÉRALE

OBSERVÉE

A L'HOSPICE DE LA MATERNITÉ

PAR LE DOCTEUR

Stéphane TARNIER

ANCIEN INTERNE LAURÉAT DES HOPITAUX (MATERNITÉ 1856),

LAURÉAT DE LA FACULTÉ DE MÉDECINE,

MEMBRE DE LA SOCIÉTÉ ANATOMIQUE

PARIS

J. B. BAILLIÈRE et FILS,

LIBRAIRES DE L'ACADÉMIE IMPÉRIALE DE MÉDECINE,

Rue Hautefeuille, 19.

<table>
<tr><td>**LONDRES**</td><td>**NEW-YORK**</td></tr>
<tr><td>H. BAILLIÈRE, 219, REGENT-STREET.</td><td>H. BAILLIÈRE, 290, BROADWAY</td></tr>
</table>

MADRID, C. BAILLY — BAILLIÈRE, CALLE DEL PRINCIPE, 11.

1858

ERRATA.

Quelques fautes se sont glissées dans l'impression, je ne relèverai que celles qui altèrent ou dénaturent le sens des phrases, je prie donc le lecteur de vouloir bien les corriger.

Page 6, ligne 2, *au lieu de :* humeurs, *lisez*, humeur.

Page 27, ligne 31, *au lieu de :* salivaires, *lisez*, solitaires.

Page 34, ligne 1, *au lieu de :* finale ultime, *lisez*, finale, ultime.

Page 42, ligne 19, *au lieu de :* de taches rouges; d'autres fois, *lisez*, de taches rouges d'autres fois ;

Page 71, ligne 28, *au lieu de :* eus, *lisez*, eu.

Page 109, ligne 10, *au lieu de :* devra les porter à une, *lisez*, devra la porter à une.

PRÉFACE.

Malgré le grand nombre de travaux écrits sur la fièvre puerpérale, j'essaierai pourtant de dire à mon tour ce que j'ai vu et pensé ; mais ce n'est pas sans hésitation que je l'entreprends, et je ne l'ose que parce que je crois avoir été successivement placé dans des conditions aussi favorables que possible pour l'observation.

Pendant mon internat dans les hôpitaux, j'ai pu observer la forme sporadique de la fièvre puerpérale, dans un service de femmes en couches placé sous l'habile direction de mon excellent maître, M. Béhier. A la Maternité, où j'étais interne en 1856, je devins au contraire le spectateur d'une effroyable épidémie, et, comme l'a si bien dit M. Cruveilhier, ce n'est que dans ces circonstances que l'on peut se former une juste idée de la gravité d'une si terrible maladie. Le hasard a donc fait que j'ai pu recueillir un grand nombre d'observations. Aussi, dans une thèse inaugurale (1) dont on retrouvera des fragments ici, j'ai

(1) *Recherches sur l'état puerpéral et les maladies des femmes en couches.* Paris, avril 1857.

déjà abordé quelques points de l'histoire de la fièvre puerpérale, et traité en particulier de la propagation de cette maladie par contagion. Plus tard, dans un travail manuscrit déposé à la Faculté de médecine pour le concours du prix Monthyon de 1857, j'ai donné une description complète de l'épidémie dont j'avais été le témoin. Ce mémoire, rédigé sous la forme d'une monographie, devait être publié, quand M. Guérard a porté devant l'Académie de médecine la question de la fièvre puerpérale. J'ai cru alors qu'il était de mon devoir de retarder cette publication, de mettre à profit les faits nouveaux qui se produiraient dans la discussion, afin que mon travail, ainsi enrichi, fût à la hauteur des derniers documents fournis par la science. C'est ce que je me suis efforcé de faire.

Je pense souvent que ce fut avec l'appui de Madame Charrier que j'ai entrepris ces recherches, et quand tout le monde déplore la perte récente de l'habile sage-femme en chef de la Maternité, je ne saurais exprimer assez vivement mes regrets personnels; qu'on me permette du moins de les unir à la douleur d'une famille dans laquelle j'ai trouvé la plus vive amitié.

Paris, 6 juillet 1858.

S. TARNIER.

DE LA

FIÈVRE PUERPÉRALE

INTRODUCTION.

Isoler autant que possible les nouvelles accouchées, les séparer les
unes des autres.
(Texte, p.X)

A aucune époque les recherches anatomiques et physiologiques n'ont eu l'importance qu'on leur accorde de nos jours
dans l'étude des sciences médicales ; jamais aussi on n'a dû
mieux comprendre que les maladies ne sont pas des êtres à
part, des entités, mais qu'elles sont le résultat apparent des
troubles survenus dans tel ou tel organe, dans telle ou telle
fonction, ou dans la totalité des différentes parties organisées
qui constituent le corps humain.

Toutefois l'anatomiste et le physiologiste, forcés, dans leurs
travaux, de procéder par la méthode analytique, se perdent
ou se complaisent dans les détails, ils oublient trop souvent
l'homme complet, la vie dans son ensemble, pour ne voir
que la structure ou la fonction d'un seul organe.

Qu'on ouvre un livre de physiologie, on n'y apprendra
pas à coup sûr la science de la vie, on n'y trouvera que des
résultats partiels, au milieu d'un nombre considérable d'ob-

servations et d'expériences. Ce n'est pas une critique que nous faisons, c'est une lacune que nous constatons dans une science qui de toutes est la plus difficile; mais cette tendance presque fatale, à laquelle ont obéi l'anatomie et la physiologie, pèse lourdement sur la pathologie.

Au milieu des recherches cadavériques, le médecin est trop heureux de trouver une lésion locale à laquelle il puisse rapporter la cause de la mort, pour ne pas s'abandonner trop facilement à la satisfaction que lui donne l'anatomie pathologique, et il oublie que l'homme a été malade, pour ne voir que des organes altérés. Aussi les maladies locales ont tout envahi, et c'est à peine si dans le cadre nosologique il reste quelques maladies générales, dont on cherche encore à restreindre le nombre de jour en jour. Persister invariablement dans cette voie, c'est se condamner à n'apercevoir que l'un des coins du tableau ; mieux vaut savoir reconnaître, dans certains cas, l'insuffisance de nos connaissances anatomiques, et personne ne réclamera contre cet aveu, si l'on veut se rappeler que les liquides à peine connus, à peine décrits, forment cependant la plus grande partie du corps.

Je ne m'élève pas contre les progrès dont la médecine est et sera redevable à l'organicisme, qui lui a déjà rendu d'immenses services, mais les maladies purement locales sont moins nombreuses qu'on ne l'admet : une large place doit être accordée aux maladies générales; c'est ce que j'essaierai de montrer pour ce qui a trait aux maladies puerpérales.

On ne devrait jamais oublier combien sont étendues les conséquences de ce principe de pathologie générale, que les états morbides sont gouvernés, dans leur apparition, leur marche, leur durée, leur terminaison, leur transformation, leur reproduction, leur nature, par les conditions générales de l'organisme, par les différents âges et par les fonctions temporaires.

C'est pour avoir méconnu ces principes, c'est pour avoir oublié l'influence de l'état puerpéral, qu'on a été amené à ne voir aucune différence entre l'état d'une nouvelle accouchée et celui d'un amputé, et la fièvre puerpérale n'a pas tardé à être remplacée par l'infection purulente ou par l'infection putride.

Pour ne pas commettre une erreur semblable, il m'a semblé qu'il serait utile de faire précéder ce mémoire de quelques considérations physiologiques sans lesquelles il serait inintelligible.

La divergence énorme des opinions que l'on rencontre dans les idées émises par les pathologistes qui se sont occupés des maladies puerpérales, tient moins à la difficulté du sujet qu'aux notions peu précises que nous possédons sur l'état puerpéral physiologique, connu de tous les médecins; mais que chacun d'eux limite ou comprend d'une manière différente.

Nous avons donné aux maladies puerpérales plus d'étendue qu'on ne leur en accorde habituellement, nous admettons que la fièvre puerpérale peut s'observer non-seulement chez les nouvelles accouchées, mais encore chez les femmes enceintes, chez les femmes à l'époque des règles, chez le fœtus et l'enfant nouveau-né; pour être logique, nous allons montrer que l'état puerpéral n'est pas moins étendu.

Dans le langage médical habituel, on donne le nom d'*état puerpéral* à l'état particulier que présentent les nouvelles accouchées. Ainsi limité, le sens de cette dénomination est beaucoup trop restreint, et je crois qu'il faut l'étendre à l'état que présentent les femmes depuis l'époque menstruelle jusqu'à la cessation complète des fonctions qui accompagnent l'acte de la génération, c'est-à-dire jusqu'à la fin de la lactation, quand elle a lieu, et, quand elle est supprimée, jusqu'au retour des viscères du bassin à leur état anatomique ordinaire.

Déjà quelques auteurs avaient fait commencer l'état puerpéral avec la conception, et dans un livre tout récent (1), M. Monneret admet trois phases dans l'état puerpéral première période commence avec la conception, et dure pendant toute la grossesse ; la deuxième période comprend l'état puerpéral de tous les auteurs, celui que présentent les nouvelles accouchées ; la troisième période s'étend à toute la durée de la lactation. Nous adoptons complétement cette division, mais nous irons plus loin encore ; aux trois périodes que décrit M. Monneret, nous en ajouterons une quatrième, celle de la menstruation.

En rattachant à l'état puerpéral la période de la menstruation, je soulèverai plus d'une réflexion critique, mais j'y suis poussé malgré moi, car nous verrons que l'écoulement menstruel prédispose aux maladies qui sont réputées spéciales aux femmes en couche. Nous montrerons d'ailleurs que plus d'un rapprochement peut être fait entre l'état de la femme, au moment de ses règles, et celui qui succède à l'accouchement, et que ce n'est guère que par l'influence que les mots ont sur les idées, qu'on éprouve de la répugnance à dire qu'une femme qui n'a jamais eu d'enfant est sous l'influence de l'état puerpéral. Le langage se prête mal à cette extension, je l'avoue ; il faut qu'on l'oublie pour un instant. D'ailleurs, qui n'eût ri d'incrédulité, il y a un siècle, si quelqu'un eût dit que périodiquement les femmes ont une véritable ponte ?

Pour nous, nous ne voyons, dans la menstruation, dans la gestation, dans la parturition, qu'une série de faits insépara-

____

(1) Monneret, *Traité de pathologie générale*, Paris, 1856.

bles, qui tendent au même but, à la reproduction de l'espèce.

La menstruation, comme la grossesse et la parturition, a pour siége les organes génitaux internes : c'est avec elle que commencent la congestion et l'hypertrophie de l'utérus, dont le surcroît de vitalité, une fois mis en jeu, ne fait qu'augmenter avec la grossesse ; c'est par la menstruation que l'ovule est amené dans l'utérus, où il continue de se développer pendant la gestation.

Entre l'écoulement menstruel et l'accouchement il existe plus d'un trait de ressemblance : ces deux actes ont pour résultat l'expulsion de l'œuf humain ; tous deux s'accompagnent de douleurs utérines et d'écoulement sanguin ou lochial, qui, dans les deux cas, peut déterminer des tranchées utérines. L'expulsion de l'enfant est toujours suivie de celle de la membrane muqueuse de l'utérus, qui porte le nom de membrane caduque, mais pendant les règles, surtout quand elles sont difficiles, on observe quelquefois l'expulsion de la membrane muqueuse utérine ; c'est ce que l'on a désigné sous le nom de dysménorrhée membraneuse. Le gonflement des seins et la sécrétion du lait, qu'on observe presque constamment chez une nouvelle accouchée, se montrent parfois aussi chez les femmes au moment de leurs règles.

La menstruation et l'écoulement menstruel semblent donc n'être qu'une miniature de la grossesse et de l'accouchement, puisqu'on y retrouve l'hypertrophie de l'utérus, les douleurs utérines, l'écoulement sanguin ou sanguinolent, l'expulsion de l'œuf, le gonflement des mamelles et quelquefois jusqu'à la production du lait.

Les époques menstruelles déterminent souvent des troubles fonctionnels dans le tube digestif et dans le système nerveux, et c'est aussi dans les mêmes appareils que, pendant la grossesse, on voit survenir les plus grands dérangements; nous n'en voulons pour preuve que les vomissements et les changements d'humeurs, qui sont si fréquents dans l'un et l'autre cas.

Enfin nous avons vu la fièvre puerpérale se développer chez les femmes enceintes et chez des femmes au moment de leurs règles, sans lésion appréciable dans les organes génitaux. Nous appelons ici l'attention sur ces faits sur lesquels nous reviendrons plus loin, parce qu'ils nous paraissent avoir la plus grande importance, tant pour la limitation de l'état puerpéral que pour le siége, la nature et le mode de propagation de la fièvre puerpérale.

Communauté d'action, identité dans les modifications anatomiques, analogie dans les fonctions, prédispositions aux mêmes maladies, tels sont les caractères qui nous ont fait comparer la menstruation à la grossesse et qui nous ont permis de la rattacher à l'état puerpéral.

Si l'on veut peser attentivement les considérations précédentes, on cessera de s'étonner quand nous rapporterons deux observations de fièvres puerpérales chez deux jeunes filles, pendant leurs règles.

J'insiste sur les caractères de l'état puerpéral, parce que les mettre en relief c'est démontrer en même temps que les maladies puerpérales possèdent des caractères spéciaux; nées au milieu d'un organisme transformé par des conditions nouvelles, elles doivent avoir en pathologie une place distincte, au même titre qu'en physiologie l'état puerpéral mérite un chapitre séparé.

Je m'écarterais de mon but en poursuivant l'étude des trois dernières périodes de l'état puerpéral; il me suffira d'en rappeler les traits les plus saillants : changements anatomiques et physiologiques dans les organes du bassin, modifications dans les conditions de la respiration et dans les qualités du sang, avec augmentation de la quantité normale de la fibrine ; troubles de la digestion, troubles dans le système nerveux, influence puissante sur tous les grands appareils sécrétoires : pour preuve, je citerai la présence de la kyestéïne dans les urines, de l'albumine quelquefois, le ptyalisme chez certaines femmes, la glycosurie physiologique décrite par M. H. Blot (1), ou, pour ne rien préjuger, la production de la substance qui donne des réactions chimiques analogues à celles de la glycose. A cette série de faits, nous ajouterons la production des ostéophytes crâniens (2), et l'état graisseux du foie (3).

L'accouchement amène des changements plus grands encore, qui sont étudiés dans tous les livres, mais la parturition, en plaçant la mère dans des conditions spéciales, donne naissance à un enfant qui subit l'influence de l'état puerpéral, puisqu'il est sujet comme la mère à périr de fièvre puerpérale ; on s'explique cette anomalie apparente en réfléchissant aux liens intimes qui unissaient naguère la mère et le fœtus, et qui les faisaient vivre, on peut le dire, de la même vie. L'accouchement les sépare violemment, ils obéiront dès lors à leur tendance individuelle, mais dans les premiers jours de leur séparation, la différence entre eux n'est pas assez grande pour qu'ils ne soient pas exposés à ressentir les effets de la même influence morbide.

Ce n'est donc pas chez les femmes seulement, mais encore chez le fœtus et le nouveau-né, qu'il convient d'étudier l'état puerpéral. J'emprunterai le développement de cette idée à deux citations. En 1855, mon ancien collègue et ami, le doc-

(1) *Comptes rendus des séances de l'Académie des sciences*, t. XLIII, séance du 6 octobre 1856.

(2) Ducrest, *Thèse de Paris*, 1844, no 12. — *Mémoires de la Société médicale d'observation*, Paris, 1844, t. II, p. 381.

(3) Tarnier, *Gazette médicale*, 31 janv. 1857 ; ou *Thèse de Paris*, avril 1857.

teur Lorain, a dit (1) : « Je ne doute pas que le titre de
« ce mémoire ne m'attire des critiques en apparence bien
« fondées ; il semble qu'on ne doive point chercher la
« fièvre puerpérale ailleurs que chez les femmes, puisqu'elles
« seules peuvent se trouver dans les conditions qu'on est con-
« venu d'appeler l'état puerpéral, et cependant les enfants
« nouveau-nés et les fœtus sont aussi atteints de fièvre puer-
« pérale...... Nous montrons qu'il n'existe aucune différence
« dans les lésions anatomiques essentielles. Ce sera donc dans
« les conditions très-différentes de la mère et de l'enfant que
« consistera l'objection. *Je demanderai si l'on est bien sûr*
« *que les conditions de la mère et du fœtus soient essentielle-*
« *ment différentes.* »

Le docteur Duhamel (2) a, de son côté, publié à peu près les
mêmes idées : « Mon attention fut frappée de la constance
« des maladies qui affectaient les enfants des femmes atteintes
« de fièvre puerpérale et des analogies qui existent entre
« toutes ces maladies..... Il y avait là un rapport évident ;
« mais était-ce seulement l'influence puerpérale épidémique
« qui agissait sur l'enfant comme elle avait agi sur la mère, ou
« bien y avait-il une influence directe de la mère sur son
« enfant ?..... Evidemment, entre la fièvre puerpérale que
« l'on observe chez les enfants et la maladie de leurs mères,
« il y a plus qu'une simple coïncidence, qu'un simple effet
« du hasard..... Sans doute on pourra objecter que presque
« toujours la fièvre puerpérale ne débute qu'après l'accou-
« chement, mais rien ne prouve qu'il n'y ait pas, avant l'in-
« vasion apparente des symptômes, une période latente, pen-
« dant laquelle l'organisme subit une certaine modification

(1) Lorain, *De la fièvre puerpérale chez la femme, le fœtus et le nouveau-né*, Paris, 1855.
(2) Duhamel, *Thèse*, Paris, 1850.

« inappréciable, qui peut produire chez l'enfant une dispo-
« sition morbide..... Ce retentissement de la mère sur l'en-
« fant, tout mystérieux qu'il puisse paraître, ne serait pas,
« comme on sait, spécial à la fièvre puerpérale. »

C'est aujourd'hui un fait acquis à la science que non-seulement les enfants des femmes malades, mais encore les enfants
de celles qui jouissent de la meilleure santé, succombent en
grand nombre en présentant tous les signes de la fièvre puerpérale ; j'ai pu maintes et maintes fois en vérifier l'exactitude,
on pourra d'ailleurs s'en convaincre en examinant un tableau de mortalité placé plus loin, et, comme M. Lorain, je
ne puis expliquer ce fait qu'en assimilant l'état de l'enfant à
celui de la mère, qu'en étendant jusqu'à l'enfant nouveau-né
l'influence de la puerpéralité.

On a souvent comparé le développement des maladies dans
l'organisme au développement des plantes dans un terrain ;
ce n'est que placées dans des conditions identiques que crois-
sent certaines espèces végétales, ce n'est aussi que dans des
conditions spéciales qu'on peut observer le développement
d'une même maladie. La fièvre puerpérale s'observe non-
seulement chez les nouvelles accouchées, mais elle se produit
encore chez les femmes pendant la menstruation ou pendant
la grossesse, elle naît aussi chez le fœtus et le nouveau-né,
nous croyons donc qu'il faut étendre à ces différents états les
caractères et les limites de l'état puerpéral, et nous avons
essayé d'en esquisser l'étude en montrant qu'en cela la physiologie et la pathologie n'étaient pas en désaccord, mais
qu'elles se prêtaient au contraire un mutuel appui.

En décrivant le développement de la fièvre puerpérale
chez les femmes ou les jeunes filles, au moment de l'époque
menstruelle, je m'appuie sur l'autorité de M. Paul Dubois,
qui a observé un assez grand nombre de cas de ce genre.

Cependant M. Depaul a rapporté (1) une observation dans laquelle une élève de la Maternité, placée en dehors de l'influence de la menstruation, n'en succomba pas moins à la fièvre puerpérale. L'observation recueillie par M. Depaul me paraît une exception, et je dirai de la fièvre puerpérale, développée dans ces circonstances, ce que je dirais de la conception : l'une et l'autre naissent, en effet, et se développent au moment de l'ovulation ; néanmoins, chacun le sait, une femme peut devenir enceinte entre deux époques menstruelles, et quand le développement de la conception est un fait possible, pourquoi n'en serait-il pas de même pour celui de la fièvre puerpérale? Avant la puberté ou après le ménopause, je suis convaincu qu'une femme, mise dans les mêmes conditions, n'eût pas contracté la fièvre puerpérale : *Propter uterum solum, tota fœmina est id quod est.*

Je suis bien autrement embarrassé en face de l'opinion de M. Trousseau (2), qui a soutenu devant l'Académie que la fièvre puerpérale sévissait non-seulement sur les femmes, mais qu'elle s'étendait encore aux hommes blessés ou non. Je repousse complétement cette opinion, mais elle vient d'un maître qui a une si grande autorité, que nous la discuterons tout au long dans le chapitre où il sera traité de la nature de la fièvre puerpérale.

L'épidémie que nous avons observée a commencé dans les premiers jours d'avril 1856, et, jusqu'au 10 mai, elle sévit avec une grande intensité, puisque, pendant cette époque, soixante-quatre femmes succombèrent. L'acuïté de l'épidémie n'avait rien perdu de son énergie quand l'administration des hôpitaux, justement effrayée, fit fermer la Maternité, à la demande des médecins de cet établissement. C'est alors

(1) *Bulletin de l'Académie de médecine*, t. XXIII, 1858, p. 403.
(2) *Ibid.*, p. 484.

que la fièvre puerpérale éclata dans différents hôpitaux, à l'hôpital Cochin, à l'hôpital des Cliniques, à l'Hôtel-Dieu, à Lariboisière. Plus tard la Maternité fut ouverte de nouveau, et nous pûmes observer la période décroissante de l'épidémie pendant les mois de septembre et d'octobre ; elle disparut ensuite définitivement.

A la Maternité, les femmes ne sont transportées dans le service de médecine que lorsqu'elles deviennent malades ; de là est née cette opinion que les observations ne pouvaient y être qu'insuffisantes. C'est un devoir pour moi de dire hautement que toujours j'ai pu voir à plusieurs reprises toutes les nouvelles accouchées, et je n'y ai jamais manqué chaque jour pendant tout le temps qu'a duré l'épidémie. J'ai recueilli toutes les observations, et j'en joindrai à ce mémoire un assez grand nombre, qui me paraissent suffisamment complètes pour les justifier de ce reproche.

J'ai étudié successivement, dans des chapitres particuliers, l'anatomie pathologique, les symptômes, la marche, la durée, la terminaison, le diagnostic, le pronostic, l'étiologie, la propagation, la prophylaxie, le traitement et la nature de la fièvre puerpérale. Viennent ensuite les observations qui ont servi de base à ce travail ; elles sont rangées dans l'ordre suivant : 1° observations de fièvre puerpérale chez deux jeunes filles ; 2° observation de fièvre puerpérale chez une femme enceinte ; 3° observations suivies de mort, traitements divers ; 4° observations suivies de mort, traitement par le sulfate de quinine ; 5° observations de cas graves suivis de guérison ; 6° observations de cas légers ; 7° une observation de phlébite utérine suivie d'infection purulente.

Ces observations n'ont rien de spécial, on en trouve partout de semblables ; les faits publiés ont entre eux la plus grande analogie, et la dissidence qui sépare les auteurs montre, une fois de plus, qu'il ne suffit pas d'amasser des faits pour constituer la pathologie; toute leur signification vient de la manière dont on les interprète.

CHAPITRE I.

ANATOMIE PATHOLOGIQUE.

Les cadavres des femmes mortes de fièvre puerpérale se putréfient rapidement, et presque toujours ils présentent, au moment de l'autopsie, une teinte verdâtre, plus ou moins prononcée, surtout au niveau de l'abdomen. Des traînées rougeâtres, parallèles aux membres, suivent le trajet des veines sous-cutanées; elles indiquent que le sang, ou du moins sa matière colorante, imbibe les tissus environnants après avoir traversé les parois des vaisseaux.

§ I. — *Sang.*

Je commence par déclarer que je ne comprends pas l'existence de la fièvre puerpérale sans altération; mais, en admettant l'existence nécessaire d'une lésion, je crois qu'il serait impossible à l'anatomiste le plus habile de montrer toujours, le scalpel en main, en quoi elle consiste. Dans certains cas on ne trouve, en effet, d'autre lésion organique qu'une modification dans les éléments du sang; j'ai relaté dans ma thèse (1) trois cas de ce genre; M. Depaul en a cité d'autres dans son discours à l'Académie (2). C'est à tort qu'on a qua-

(1) *Loc. cit.*, p. 41 et suiv.
(2) *Bulletin de l'Académie de médecine*, t. XXIII, 1858, p. 395.

lifié ces faits d'observation de fièvre puerpérale *sans lésion* ; c'est *sans lésion appréciable* qu'il eût fallu dire.

Dans toutes les autopsies nous avons toujours trouvé le sang altéré ; ce liquide a tous les caractères du sang des typhus, il se coagule mal ; tiré de la veine, il présente une couenne flasque, molle, verdâtre ; il se décompose rapidement à l'air libre ; il paraît avoir perdu ses éléments de plasticité, et sa matière colorante imbibe les parois des veines, les traverse même et produit les traînées rougeâtres dont nous avons parlé, ou colore en rouge les liquides épanchés dans les plèvres ou dans le péricarde. Lorsqu'on incise une veine, on voit le sang couler comme du sirop, il a l'aspect huileux, il ressemble à de la gelée de groseille mal cuite.

Une seule fois nous avons eu l'occasion de faire examiner au microscope du sang recueilli sur le vivant, et il ne présentait rien d'anormal. M. Ch. Robin, dans une observation de fièvre puerpérale sans lésion appréciable, publiée par M. Bouchut (1), avait cru trouver dans le sang des globules purulents ; mais, d'après la description qu'il a donnée, il est probable qu'il n'avait vu que des globules blancs ; aujourd'hui l'habile micrographe serait à l'abri d'une semblable erreur.

Il est plus facile de voir que le sang est altéré que de décrire cette altération ; j'emprunterai cependant au discours de M. Depaul (2), quelques résultats remarquables consignés par le professeur Vogel dans le *Manuel de Virchow* :

1° Le sang était acide, et ce fait serait dû à la présence de l'acide lactique.

2° On y aurait trouvé du carbonate d'ammoniaque.

3° Dans d'autres cas, de l'hydrosulfate d'ammoniaque.

4° Il aurait perdu la faculté de se coaguler.

(1) *Gazette médicale*, 1844.
(2) *Loc. cit.*

5° Les globules ne seraient plus aptes à rougir au contact de l'air, et par conséquent ne pourraient plus jouer leur rôle pendant l'acte de la respiration.

6° Les globules seraient en partie décomposés et dissous dans le sérum, qui offrirait une coloration rougeâtre ou d'un brun sale.

En France, des recherches assez nombreuses ont été faites sur la quantité de fibrine ; c'est ainsi que M. Hersent (1), après avoir analysé le sang de quinze femmes affectées de fièvre puerpérale, a trouvé, dans ces quinze cas, que la proportion de la fibrine était de 4,3. Or, ce chiffre est bien supérieur à celui qu'on trouve dans les pyrexies, et dans la fièvre ty-phoïde en particulier ; ces résultats sont importants, mais c'est à tort que l'on y verrait une preuve de la nature phleg-masique de la fièvre puerpérale. Il faut se rappeler, en effet, que normalement la fibrine augmente considérablement pendant la grossesse ; c'est ce qui ressort évidemment des travaux de MM. Andral et Gavarret, Becquerel et Rodier, Regnauld, Robin et Verdeil (2). La moyenne physiologique de la fibrine est de 3 millièmes, mais à la fin de la grossesse elle atteint le chiffre de 4 millièmes, son maximum va jusqu'à 4,8, et la moyenne est de 4,3 ; ce dernier chiffre est précisément celui indiqué par M. Hersent dans les cas de fièvre puerpérale.

On le voit donc, si la quantité de fibrine ne diminue pas, du moins elle n'augmente pas pendant le cours d'une fièvre puerpérale.

(1) *Thèse de Paris*, décembre 1845.
(2) Robin et Verdeil, *Traité de chimie anatomique et physiologique*, Paris, 1853, t. III, p. 203.

§ II. — *Abdomen, péritoine, phlegmon purulent sous-péritonéal.*

L'abdomen est presque toujours volumineux, tendu, sonore; à son ouverture, des gaz fétides s'échappent en abondance. Quelquefois le péritoine est sain, comme nous avons
pu le voir à l'hôpital Beaujon, mais à la Maternité nous avons
constamment trouvé les traces d'une péritonite. Cette constance dans une lésion aussi grave tenait probablement au génie épidémique qui régnait à l'époque où nous observions.
C'est à peine si quelquefois le péritoine renferme une petite
quantité de sérosité louche; il semble alors que les malades
aient succombé sans que la péritonite ait eu le temps de se
développer, et que la mort l'ait arrêtée au milieu de son invasion ; à un degré plus avancé, la sérosité péritonéale est plus
abondante, puis elle devient purulente ; plus tard, on trouve
de l'injection de la séreuse, manifeste surtout sur l'intestin
grêle, qui présente tantôt une arborisation légère et tantôt
une injection très-fine ; des flocons purulents de consistance
crémeuse nagent dans le liquide épanché en quantité variable, et semblent parfois remplacer la sérosité; ils recouvrent
la plupart des viscères abdominaux, mais constamment ils
sont plus larges, mieux formés dans la cavité du bassin, souvent même ce n'est que là qu'on les trouve; de préférence ils
coiffent l'utérus comme d'une véritable calotte.

La quantité du liquide épanché est variable, comme nous
l'avons dit, mais le plus souvent elle est considérable. Tandis
que l'inflammation franche des séreuses amène l'accollement
des viscères, qui sont alors non-seulement agglutinés, mais
véritablement réunis par des pseudo-membranes, rien de pareil n'a lieu dans les inflammations consécutives à la fièvre

puerpérale; ici la sérosité et le pus remplacent la lymphe plastique : les intestins se séparent sous la moindre traction ; presque tous les organes abdominaux, le foie en particulier, sont recouverts par une pellicule jaunâtre, peu adhérente, qui s'enlève par le moindre frottement.

La péritonite est presque toujours générale; nous avons une seule fois trouvé une péritonite partielle, enkystée, mais la femme était malade depuis longtemps et avant que l'épidémie eût commencé.

Lorsque la péritonite existe, ce n'est pas seulement dans la cavité intra-péritonéale que l'épanchement peut avoir lieu, le pus se produit aussi à sa surface externe :

« Comme annexe de la péritonite puerpérale, je placerai
« l'inflammation diffuse, ou phlegmon diffus du tissu cellu-
« laire sous-péritonéal, inflammation extrêmement fréquente,
« presque aussi fréquente que la péritonite puerpérale, qu'elle
« accompagne dans l'immense majorité des cas, toujours
« suppurée, qui occupe le tissu cellulaire sous-péritonéal de
« l'utérus qu'elle infiltre, et le tissu cellulaire des ligaments
« larges : j'ai vu plusieurs fois cette infiltration purulente
« occuper les fosses iliaques, se prolonger en haut le long
« des vaisseaux ovariens jusqu'au rein; à droite, autour du
« cœcum et du côlon ascendant ; au milieu, le long de l'aorte
« et de la veine cave ascendante, jusque dans l'épaisseur du
« mésentère; d'une autre part, le phlegmon diffus sous-péri-
« tonéal s'étend en bas dans le tissu cellulaire qui tapisse
« l'excavation pelvienne, dans le tissu cellulaire intermé-
« diaire au vagin et à la vessie; je l'ai vu se prolonger autour
« du vagin, et envahir même les parois de ce conduit infil-
« trées de pus dans toute leur épaisseur (1). »

(1) Cruveilhier, *Bulletin de l'Académie de médecine*, t. XXIII, 1858, p. 523.

L'inflammation du péritoine est si fréquente dans la fièvre puerpérale, qu'on a désigné cette maladie sous le nom de *péritonite puerpérale*, mais il ne faut pas oublier qu'elle manque quelquefois, et M. Charrier (1) a publié la relation d'une épidémie dans laquelle les lésions habituelles du péritoine étaient remplacées par l'inflammation des plèvres.

§ III. — *Utérus.*

La mort survenant peu de temps après l'accouchement, l'utérus est presque toujours volumineux, sa consistance est variable; tantôt il est ferme et résistant et semble parfaitement sain, tantôt il est flasque et mou. La tunique séreuse est soulevée parfois par des collections purulentes qui apparaissent sous la forme de bulles plus ou moins volumineuses, qui ont de la ressemblance avec les collections purulentes contenues dans les lymphatiques, aussi est-il quelquefois difficile d'en bien déterminer le siége.

L'aspect extérieur de l'utérus n'est nullement en rapport avec les lésions plus profondes, et ce n'est qu'après avoir coupé le tissu utérin avec le plus grand soin, surtout au niveau de l'insertion des ligaments larges et au niveau du col, qu'on est à même de bien apprécier la nature et l'étendue des lésions. Avant de couper ainsi l'utérus, on devra l'inciser sur la face médiane et antérieure afin d'examiner sa cavité. La surface interne de l'utérus est tapissée par une couche grisâtre, ramollie, très-fétide, baignée dans de la sanie ichoreuse; en raclant avec le scalpel cette couche putrescente, il n'est pas rare de mettre à nu l'orifice béant d'un sinus rempli de pus ou de sanie. D'autres fois la putrescence est moins avancée, et

(1) *De la fièvre puerpérale, épidémie observée en* 1854 *à la Maternité de Paris, Thèse de la Faculté de médecine,* Paris, 1855.

la cavité utérine est tapissée par un liquide blanchâtre qui paraît renfermer du pus de bonne nature.

Ces différents états trouvent, selon moi, leur explication dans l'élimination forcée des parcelles du placenta qui, en plus ou moins grand nombre, restent toujours adhérentes à la face interne de l'utérus, et dont la décomposition donne aux lochies leur odeur repoussante ; la putréfaction cadavérique fait le reste ; aussi la sanie est d'autant plus abondante que les débris placentaires sont plus volumineux.

On a cependant comparé cet aspect de l'utérus à celui que présentent les plaies dans la pourriture d'hôpital ; cette lésion a paru assez importante pour en faire une maladie particulière, *putrescentia uteri*, de Boër, décrite surtout par M. Luroth à Strasbourg et par M. Danyau (1) à Paris. M. Hervez de Chégoin (2) et M. Dumontpallier (3) ont vu dans ces conditions tous les éléments nécessaires à l'infection putride ; ils en ont conclu que l'empoisonnement chez les femmes en couches se fait d'une manière toute mécanique par la face interne de l'utérus primitivement altérée.

Je n'insisterais pas davantage sur cette question si mon cher maître M. Béhier, avec sa lucidité habituelle et une rigueur parfaite dans l'observation, n'avait pas de nouveau fixé l'attention (4) sur les altérations de la face interne de l'utérus. Pour M. Béhier, on doit rapporter à deux formes distinctes les altérations gangréneuses chez les femmes en couches. Dans l'une, une partie de la surface interne de l'utérus, presque toujours le col et la partie la plus inférieure de la cavité du corps de cet organe, offrent une coloration d'un

(1) *Thèse de la Faculté de médecine*, Paris, 1825.
(2) *Bulletin de l'Académie de médecine*, 1858, p. 464 et suiv.
(3) *Thèse de Paris*, 1857.
(4) *Lettres sur la maladie dite fièvre puerpérale. — Union médicale*, 23 mars 1858.

noir livide tout à fait analogue à celle des escharres gangréneuses de la peau ; on peut même parfois observer une sorte
de ligne de démarcation entre les bords de l'escharre et les
parties environnantes. Dans ces cas rapportés au nombre de
11, et qui tous ont trait à des femmes chez lesquelles on avait
fait une application du forceps, ou chez lesquelles le travail
avait été très-prolongé, l'altération doit être rapportée à une
gangrène par contusion, à un véritable effet traumatique.

« Quelque intéressants que puissent être ces exemples, il
« n'y a pas lieu d'insister beaucoup à leur sujet. Ils ne ren-
« trent pas dans les points les plus litigieux de la question
« qui nous occupe, et rien, en tant qu'affection gangréneuse,
« ne les distingue et ne les sépare, au point de vue nosologique,
« des gangrènes traumatiques par contusion et par compres-
« sion. Seulement, il importait de les mentionner, parce que
« ces modifications ont assurément une valeur considérable
« dans la production des accidents et dans l'apparence des
« symptômes (1). »

Dans la seconde forme, rencontrée dans 22 autopsies, le
médecin de l'hôpital Beaujon a trouvé des lésions identiques avec la pourriture d'hôpital. Voici la description qu'il
en donne : La face interne de l'utérus est recouverte, dans
toute son étendue, d'une couche pseudo-membraneuse, inégale, comme gaufrée, rappelant, pour la disposition de sa surface, qui est sillonnée assez régulièrement de petites raies plus
minces, l'apparence extérieure de ces lichens étendus par
plaques sur les troncs de certains arbres. La coloration gris-
verdâtre de ces fausses membranes ajoute encore à cette
analogie d'aspect. Les coupes pratiquées sur plusieurs points
montrent que cette coloration s'étend un peu dans le tissu de

____

(1) Béhier, *Union médicale,* loc. cit., 1858.

l'utérus lui-même, au lieu d'être bornée à la surface seule. Le tissu n'est nullement ramolli et est assez dense pour rendre un certain son sous le couteau qui le divise.

Toute cette surface interne de l'utérus est baignée par une sanie d'un gris foncé verdâtre, assez analogue, pour l'apparence, à l'eau des ruisseaux fangeux ; l'odeur en est d'une fétidité excessive.

Trois fois les veines ou les sinus utérins étaient remplis de sanie putride (1).

Pour M. Béhier, comme pour M. Dumontpallier, ces lésions rendent facile l'infection putride; c'est ainsi que se trouveraient expliqués les faits signalés dans ma thèse comme des exemples de fièvre puerpérale sans lésions anatomiques appréciables.

Quelque grande que soit l'importance qu'on accorde à l'infection putride, elle resterait impuissante à expliquer la plupart des faits. Cette opinion n'a pas de preuve directe, elle tombe d'ailleurs devant les observations dans lesquelles la face interne de l'utérus est parfaitement intacte, ainsi qu'on en trouve des exemples dans les travaux de MM. Voillemier, Moreau, Bidault et Arnoult, et dans la première de nos observations relative à un cas de fièvre puerpérale développée chez une jeune fille, l'autopsie ayant démontré que l'utérus et ses annexes étaient parfaitement sains.

§ IV. — *Phlébite utérine.*

Nous ne dirons pas que la phlébite utérine est constante, mais nous ne l'avons vue manquer que deux fois. Rien n'est plus facile que de la reconnaître : les incisions multiples qu'on pratique dans l'utérus divisent les sinus en grand nom-

(1) *Loc. cit.*

bre, et, quand ils contiennent du pus, leur ouverture semble faire croire au premier abord que l'incision a porté sur un petit abcès : quelques gouttes de pus s'écoulent en mettant à nu une cavité nettement limitée, qui n'est autre que le sinus utérin lui-même ou une veine utérine. On peut s'en assurer par l'introduction d'un stylet qui permet d'inciser les sinus sur une grande étendue.

Dans un assez grand nombre de cas, le pus n'est pas arrivé à un état complet de formation, il n'est point liquide, et, quand on ouvre un sinus, on aperçoit une matière jaunâtre, demi-concrète, peu adhérente, qui s'enlève facilement avec le manche du scalpel.

Le volume de ces diverses collections purulentes dépend de la capacité des vaisseaux ; souvent plus petites, elles atteignent quelquefois à la grosseur d'une amande.

Les parois des veines et des sinus sont indurées, et souvent au dehors de leur cavité, dans le tissu utérin lui-même, on aperçoit des amas purulents d'étendue variable, qui attestent que l'inflammation n'est pas restée limitée uniquement dans les veines ; mais jamais, dans ces conditions, le pus n'est réuni en collection, il est toujours à l'état d'infiltration.

Au milieu du lacis que forme l'appareil veineux de l'utérus, il est difficile de suivre longtemps le même vaisseau, j'ai cependant disséqué souvent les veines hypogastriques, et jamais je n'y ai trouvé de caillot oblitérateur ; il est vrai qu'elles contiennent rarement du pus, mais je n'ai pas été plus heureux dans le corps même de l'utérus, aussi, sans oser l'affirmer, je suis porté à croire que le rôle des caillots dans la phlébite a été au moins exagéré. Il est vrai que des caillots de petit volume sont souvent contenus dans la cavité des sinus, mais leur défaut d'adhérence aux parois veineuses ne forme aucun obstacle au passage du pus.

L'inflammation des veines, circonscrite le plus souvent dans l'utérus ou ses annexes, s'étend quelquefois bien au delà, remonte dans les veines hypogastriques et iliaques, ou descend dans les veines fémorales, en donnant lieu à ces symptômes qu'on a désignés sous le nom de *phlegmasia alba dolens*.

Avec des phlébites suppurées aussi fréquentes, on s'attend à rencontrer souvent des abcès métastatiques ; on en trouve en effet, et nous en avons vu dans le foie, dans les reins, dans la rate, dans les poumons ; mais on peut dire que, relativement au nombre des phlébites, leur formation est exceptionnelle. Dans ces résultats, je suis heureux d'être du même avis que mon maître, M. Béhier ; je ne me chargerai pas d'expliquer les faits, mais je les crois, avec lui, bien observés.

J'ai dit dans ma thèse que, dans une autopsie, j'avais trouvé un abcès métastatique dans le calibre de la veine cave inférieure. Depuis cette époque, j'ai vu des faits analogues, et il est à peu près démontré que ces prétendus abcès, que l'on rencontre à l'intérieur des vaisseaux sanguins, ne sont formés que par une agglomération de globules blancs du sang ; il est donc probable que j'ai commis une erreur en confondant ces globules avec du pus.

§ V. — *Lymphangite utérine.*

Après la phlébite, on devait nécessairement rechercher l'angioleucite, et c'est à son étude que MM. Tonnellé, Botrel, Duplay, Nonat, ont consacré chacun un mémoire. L'angioleucite, si fréquente dans l'épidémie observée par M. Botrel (1), n'existait en 1856, à la Maternité, que dans des cas exceptionnels ; j'ai trouvé alors des traînées blanchâtres qui ram-

(1) *Archives générales de médecine,* 1845.

paient sous le péritoine, et qui indiquaient qu'en ce point les lymphatiques contenaient du pus; il est d'ailleurs facile de s'en assurer directement, mais j'avoue qu'il m'a été impossible de voir si les parois des vaisseaux étaient enflammées. Une seule fois j'ai trouvé un ganglion lombaire suppuré. Malgré la persuasion où je suis, que les différentes épidémies peuvent donner lieu aux lésions les plus diverses, j'ai peine à croire que M. Botrel ne se soit pas trompé quelquefois; il décrit en effet, dans les vaisseaux lymphatiques de l'utérus, des collections purulentes dont la description ressemble, à s'y méprendre, à celle que Dance a donnée de la suppuration des sinus, en appuyant ses observations par des injections poussées dans la veine cave. Nous reprocherons encore à M. Botrel d'avoir pensé que la lymphangite pouvait, aussi bien que la phlébite, déterminer l'infection purulente et des abcès métastatiques. Il a pu, il est vrai, suivre une fois du pus jusque dans le réservoir de Pecquet et le canal thoracique; mais c'est là un fait exceptionnel.

– A l'Académie de médecine, M. Cazeaux est venu affirmer de nouveau que la lymphangite est beaucoup plus fréquente que la phlébite, et son opinion a été confirmée par M. Cruveilhier : « Tous ou presque tous les sujets morts du typhus « puerpéral, à l'hospice de la Maternité, depuis juin 1830 jus- « qu'à septembre 1832, m'ont présenté, à un degré plus ou « moins considérable, de la suppuration dans les vaisseaux « lymphatiques, tandis que, pendant le même espace de « temps, je n'ai eu à constater par l'autopsie que huit cas de « phlébites utérines suppurées (1). »

Ces résultats offrent précisément la contre-partie de ce qu'a décrit M. Béhier, de ce que j'ai moi-même observé.

(1) Cruveilhier, *Bulletin de l'Académie de médecine,* t. XXIII, 1858, p. 531.

Nous ne saurions prétendre que nous ne nous sommes jamais trompé, quand M. Cruveilhier avoue lui-même qu'il a commis des erreurs, mais nous croyons bien plutôt que cette divergence d'opinion tient à une différence dans les faits.

Il faut donc bien se garder de confondre les vaisseaux lymphatiques avec les veines purulentes. Les vaisseaux lymphatiques purulents ont des parois extrêmement minces et transparentes en général. Ils sont dépourvus d'adhérences avec les parties voisines; ils sont moniliformes, leur dilatation, quand ils sont sous-péritonéaux, est quelquefois énorme, surtout dans les ampoules intermédiaires aux valvules. Ces vaisseaux sont, pour la plupart, placés sous le péritoine ; plusieurs sont séparés de la séreuse par une couche mince de fibres utérines; d'autres, en grand nombre, occupent l'épaisseur de l'utérus.

§ VI. — *Annexes de l'utérus.*

Les annexes de l'utérus présentent des altérations importantes : le plus souvent, le pavillon des trompes utérines est volumineux, rouge, finement injecté, comme boursouflé; la cavité des trompes et des pavillons renferme du pus ou de la sérosité purulente en assez grande quantité ; ce liquide est probablement formé sur place, bien qu'on puisse se demander si la source n'en est pas dans la cavité utérine. Une pression faite sur la trompe, de l'utérus vers le pavillon, amène facilement la sortie de ce liquide.

Les ovaires sont, comme les pavillons des trompes, volumineux, rouges, infiltrés; presque constamment ils contiennent des abcès multiples, du pus infiltré en plus ou moins grande quantité, de telle sorte que parfois la glande entière semble transformée en un amas purulent. En dehors des cas de fièvre puerpérale, la suppuration des ovaires est cependant rare, et, si elle se montre si fréquemment dans cette maladie, il faut l'attribuer à l'extrême facilité avec laquelle le pus se produit dans tous les tissus.

Les organes génitaux externes ne nous ont montré que les plaques gangréneuses que l'on observe pendant la vie.

EXAMEN MICROGRAPHIQUE DU LIQUIDE PURULENT CONTENU DANS L'APPAREIL UTÉRIN.

Dans une série de recherches sur l'anatomie pathologique de la fièvre puerpérale, que j'ai faites en collaboration avec le docteur Vulpian, médecin des hôpitaux, nous avons eu occasion d'examiner au microscope le liquide purulent qu'on trouve si souvent dans les sinus utérins, dans les trompes utérines, et dans le tissu utérin lui-même. Presque toujours ce liquide a une apparence caractérisant si nettement le pus, qu'il ne vient pas à la pensée que ce puisse être autre chose. Nous sommes arrivé cependant à reconnaître d'importantes différences dans la nature même de ce liquide. Nos observations ont été faites, à l'aide du microscope, avec des grossissements de 350 et 450 diamètres. Je reproduirai ici la note que nous avons communiquée à la Société anatomique (1) :

Nous examinerons successivement le liquide purulent dans les trompes, dans les sinus et dans le tissu même de l'utérus.

A. *Trompes utérines.* — Dans les trompes, nous avons trouvé deux variétés principales :

1° Pus, dont les éléments étaient pour la très-grande majorité, et quelquefois uniquement, composés de globules dits

(1) *Gazette hebdomadaire*, 23 avril 1858.

pyoïdes. Ces globules, d'un diamètre de 10 à 14 millièmes de millimètre, étaient sphéroïdes, très-légèrement irréguliers, renfermant de nombreuses granulations graisseuses. L'acide acétique faisait pâlir les globules sans altérer les granulations graisseuses, et sans faire apparaître de noyaux.

A ces globules pyoïdes viennent se joindre quelquefois de véritables globules de pus, et le plus souvent des cellules épithéliales devenues graisseuses.

2º Dans la deuxième variété, le liquide puriforme, contenu en abondance dans la trompe, est uniquement *constitué par des cellules d'épithélium cylindrique,* dont un grand nombre sont munies de cils vibratiles, et par des noyaux épithéliaux.

C'est là le point qui nous a paru le plus curieux dans nos recherches ; car, à l'œil nu, il est impossible de trouver aucune différence entre ce liquide et le véritable pus.

B. *Sinus utérins.* — Le liquide purulent contenu dans les sinus est tantôt du véritable pus, et tantôt formé par des globules de la variété pyoïde, mélangés à des cellules et à des noyaux d'épithélium, avec des granulations graisseuses libres ou contenues dans les cellules. Ces derniers éléments se trouvent parfois en quantité assez notable : ils appartiennent pour la plupart à la variété pavimenteuse.

C. *Tissu utérin.* — Nous n'avons examiné qu'une seule fois le liquide purulent contenu dans le tissu même de l'utérus, et nous l'avons trouvé uniquement formé par du pus dont les globules appartenaient à la variété pyoïde.

Nos recherches sont encore peu nombreuses, nous nous proposons d'ailleurs de poursuivre cette étude ; toujours est-il qu'aujourd'hui nous pouvons avancer que le liquide d'aspect purulent contenu dans les sinus utérins, dans les trompes utérines et dans le tissu même de l'utérus, loin d'être invariablement constitué par du pus, peut appartenir à trois variétés différentes : 1° pus véritable ; 2° pus à globules pyoïdes ; 3° épithélium. Chacun de ces liquides peut exister séparément ; d'autres fois, ils sont mélangés deux à deux, ou même réunis tous les trois.

J'ajouterai encore que nous avons souvent examiné le liquide qui occupe la face interne de l'utérus, et que nous l'avons toujours trouvé composé par des cellules d'épithélium et par des noyaux. Je suis donc disposé à croire, sauf vérification ultérieure, que l'expression de *lochies purulentes* est quelquefois aussi fausse que celle de *lochies laiteuses*.

§ VII. — *Viscères abdominaux.*

J'ai déjà dit quel aspect le tube intestinal présentait à l'extérieur ; je n'ai jamais trouvé de lésion remarquable dans sa cavité. La muqueuse intestinale a présenté quelques plaques rouges, injectées, mais jamais nous n'y avons vu d'ulcération ; le gros intestin seul nous a souvent montré de la psorentérie.

D'autres observateurs ont trouvé de nombreuses et fréquentes ulcérations dans le tube intestinal ; M. Lasserre a décrit une épidémie où ces lésions étaient fréquentes ; je prends dans l'excellente thèse de mon ami Charrier, la description de faits analogues qu'il a observés : « Le canal intestinal est souvent altéré dans sa texture ; on y trouve des ulcérations dans tout l'appareil folliculaire et glanduleux de l'intestin ; dans le duodénum, ce sont les glandes de Brunner, dans l'intestin grêle, les glandes de Lieberkühn, et dans le gros intestin, les glandes de Lieberkühn et les glandes salivaires. C'est surtout à la partie inférieure de l'intestin grêle que l'on voit de ces éruptions confluentes qui ressemblent beaucoup à celles de la variole. Les follicules sont saillants et soulèvent la muqueuse intestinale. Cette espèce d'éruption s'arrête à la valvule iléo-cœcale. Mais, dans le gros intestin, nous avons souvent rencontré des ulcérations taillées à pic, ayant l'aspect du chancre à la période d'état, recouvertes d'une pseudo-membrane blanchâtre, molle, pultacée, s'enlevant facilement par le scalpel; au fond, se voit la tunique musculaire, rouge clair, qui est elle-même souvent atteinte, quelquefois détruite, à tel point que nous avons trouvé six fois la membrane péritonéale seule épaissie, faisant le plancher de l'ulcération. On dirait que cette ulcération est faite à l'emporte-pièce; au pourtour, point de traces de phlogose, pas d'injection capillaire ; quelquefois elles descendent très-nombreuses jusqu'au pourtour de l'anus (1). »

La rate est presque toujours volumineuse, diffluente, il devient difficile de l'enlever sans la déchirer ; elle contenait des abcès métastatiques dans un seul cas.

Le foie, volumineux aussi, plus friable qu'à l'état normal, est le siége d'une singulière altération : après avoir lavé ou raclé la capsule de Glisson, de manière à enlever le liquide qui masque l'aspect du foie, si on examine attentivement cet organe, on voit que sa substance est parsemée de petites taches [jaunes, extrêmement nombreuses, qui lui donnent un aspect granité. Lorsqu'elles sont disséminées, ces taches forment, pour ainsi dire, une lésion discrète ; mais souvent elles se réunissent, se touchent par leurs bords, et forment par leur assemblage des plaques de grandeur variable et quelquefois de plusieurs centimètres de diamètre.

On retrouve cette altération sur la surface de toutes les tranches que l'on coupe dans l'épaisseur de l'organe. Lorsque

____

(1) *Loc. cit.*, p. 20.

le foie présente cet aspect, il graisse le scalpel et laisse sur le papier des taches huileuses. L'examen microscopique démontre que cette lésion tient à une sorte d'état graisseux.

Dans toutes les autopsies que nous avons faites, cinq fois seulement, nous n'avons pas trouvé de graisse dans le tissu hépatique; nous avions donc pensé tout d'abord que cette lésion était liée à la fièvre puerpérale, mais nous avons vu depuis quelques faits qui tendent à prouver que cet état graisseux n'est qu'un état physiologique, dépendant de la grossesse; c'est ainsi que je l'ai considéré dans ma thèse, et je crois que Virchow, dans un travail récent qu'il m'a encore été impossible de me procurer, admet la même explication.

J'ai cru néanmoins devoir parler ici de cet aspect du foie, parce qu'on trouvera cette altération notée dans plusieurs autopsies.

La vésicule biliaire est constamment distendue par une grande quantité de bile noire ou brune; les vaisseaux hépatiques ou sus-hépatiques ne présentent aucune altération.

§ VIII. — *Poitrine.*

Dans la moitié des cas environ, les plèvres étaient le siége de quelques altérations, mais ce n'est qu'exceptionnellement que le liquide épanché était en grande quantité; le plus souvent les deux plèvres contenaient quelques cuillerées de liquide séro-sanguinolent et quelques plaques purulentes de peu d'épaisseur, qu'il était d'ailleurs facile de détacher par le frottement.

Nous n'avons jamais vu l'existence de la pleurésie sans péritonite. — Des faits de ce genre ne sont cependant pas rares.

« Un médecin anglais, du siècle dernier, Leake, était
« même tenté de croire que la pleurésie était plus commune

« que la fièvre puerpérale; un autre, White, qui regardait
« également la première comme fréquente, s'inspirant des
« idées de son époque, l'appelait pleurésie *laiteuse* (1). »

Tout récemment M. Charrier a observé une épidémie semblable : sur 61 malades soignées dans les infirmeries, 42 succombèrent; il a trouvé 15 fois une pleurésie purulente dou-
ble, 11 fois une pleurésie simple; 6 fois la pleurésie a coïn-
cidé avec la péritonite, 4 fois la péritonite a existé seule, et
6 fois la pleurésie a été antérieure à la péritonite. Je ferai remarquer, dans ces faits, la fréquence de là pleurésie sans lésion aucune dans le péritoine; je m'en servirai plus tard
pour apprécier la nature de la maladie.

Les poumons sont fréquemment engoués, infiltrés par de
la sérosité rougeâtre, mais on peut leur rendre leur élasticité
en les malaxant. C'est par exception que le tissu pulmonaire
est hépatisé ou qu'il contient des abcès métastatiques.

Le péricarde, aussi souvent que les plèvres, a été le siége
d'un épanchement; toujours le liquide, épanché en assez
grande quantité, était transparent, fortement coloré en rouge,
mais jamais nous n'y avons trouvé de traces de pus, comme
quelques observateurs.

Le cœur est ordinairement volumineux, flasque; ses cavités sont distendues par du sang noir; cependant on y trouve
quelquefois aussi un caillot qui paraît presque exclusivement
formé de matière fibrineuse; M. Beau a insisté sur ce fait
comme indiquant le caractère inflammatoire de la maladie;
nous n'attachons à cette lésion qu'une signification moins
grande, en nous rappelant que normalement, chez les femmes arrivées aux derniers mois de la grossesse, la fibrine
augmente de quantité. Il nous a semblé aussi que la formation

(1) Jacquemier, *Gazette hebdomadaire*, 2 avril 1858.

de ces caillots pouvait tenir, en grande partie, à la lenteur
de l'agonie et à l'asphyxie qui ne s'établit que progressivement.

§ IX. — *Phlegmon ; pus dans les articulations.*

Un assez grand nombre de femmes présentent pendant la
vie des gonflements phlegmoneux sur différentes parties du
corps, et nous les avons toujours vus siéger sur les membres ;
dans ces cas, à l'autopsie, la partie malade est œdémateuse,
sans changement de couleur à la peau ; la dissection y fait reconnaître une infiltration purulente de tous les tissus, sans
qu'il y ait de foyer complétement formé.

Quand une articulation a été le siége de vives douleurs,
presque toujours, à l'autopsie, on trouve du pus infiltré en
dehors de la synoviale et du pus épanché dans sa cavité.
C'est ainsi que nous en avons trouvé dans les articulations du
genou, de l'épaule, du coude, du poignet ; ces épanchements
purulents ne coïncident nullement avec la formation d'abcès
métastatiques dans les viscères, et leur production dans les
articulations doit avoir la même signification que la suppuration du péritoine ou des plèvres.

CHAPITRE II.

SYMPTÔMES.

La plupart des nouvelles accouchées ont, pendant l'épidémie, présenté de l'embarras gastrique ; je ne crois cependant pas qu'on doive le considérer comme la période prodro-

mique de la maladie, car il peut disparaître spontanément ou par l'effet d'un évacuant, et la fièvre puerpérale éclate tout aussi bien au milieu d'une belle santé apparente qu'à la suite de phénomènes saburraux.

La fièvre puerpérale est une maladie sans prodromes, telle était du moins l'opinion universellement répandue, quand M. Béhier, dans sa quatrième lettre (1), est venu appeler l'attention sur des faits qui étaient passés inaperçus jusqu'alors. Après avoir établi que, chez les femmes dont les couches marchent régulièrement, on ne détermine aucune douleur en palpant l'utérus et ses annexes ; que ces dernières parties, perceptibles sous le doigt, donnent la sensation d'un corps mou, comme le serait un canal vide, un intestin de petite dimension, notre savant maître ajoute : « Chez d'autres « femmes, au contraire, on trouve, tantôt à droite, tantôt à « gauche, et quelquefois des deux côtés, une corde plus ou « moins volumineuse, dure, donnant la sensation d'un corps « gonflé, par-dessus lequel le doigt, qui explore de haut en « bas, saute tout à coup, en quelque sorte. La pression de ce « point ainsi tuméfié détermine toujours une douleur varia- « ble et d'ordinaire en rapport avec le volume, qui peut être « assez considérable pour donner la sensation que produirait « le doigt annulaire d'un adulte, apprécié à travers les parois « abdominales. Ce gonflement douloureux est d'ordinaire « plus marqué au point d'insertion des annexes, vers l'angle « de l'utérus, mais il peut se continuer jusqu'au niveau de « la fosse iliaque et même exister sur un point du trajet de « l'annexe explorée sans que rien de semblable se trouve au « niveau de son insertion sur le corps de l'utérus. Ce dernier « fait est cependant plus rare.

« Ce signe se rencontre chez des femmes qui n'accusent au-

(1) *Union médicale*, 1858.

« cune espèce de douleur spontanée et n'ont pas la moindre
« apparence de fièvre (60 pulsations). Au moment où le doigt
« explorateur arrive sur le point tuméfié, la femme manifeste
« par un mouvement brusque la douleur qu'elle éprouve, et
« souvent elle l'accuse en disant : *Ah là ! vous me faites mal !*
« Il n'est pas besoin d'une forte pression pour constater ce
« signe ; on doit même s'interdire toute violence dans cette
« exploration, qui porte sur des organes faciles à irriter.

« Sur 858 femmes accouchées, 311 n'ont présenté aucune
« altération même locale, pendant toute la durée de leurs
« couches, qui ont été régulières. Les annexes, explorées
« chaque jour, ont été constamment trouvées souples, indo-
« lentes, à quelque moment que ce fût, même au sortir de
« l'accouchement. Chez 475 femmes, je n'ai plus trouvé cette
« régularité ; mais, sur ce chiffre, 132 femmes surtout of-
« fraient d'une façon très-marquée le signe que j'étudie ici.

« ..... A ces 132 femmes, qui ont présenté un gonflement
« douloureux très-évident, il convient d'ajouter le chiffre des
« femmes qui ont succombé depuis le moment où je l'ai con-
« staté, et qui *toutes, sans exception*, ont présenté ce signe lo-
« cal du début. Ce chiffre est de 67, ce qui élève à 199 le
« nombre des femmes chez lesquelles le gonflement doulou-
« reux des annexes a été très-fortement exprimé, et a acquis
« par conséquent, comme signe pathologique, une valeur
« non douteuse. »

Ce nouveau signe, sur lequel M. Béhier a appelé l'attention, me paraît important, puisque tous les cas de mort ont
eu lieu chez des femmes qui l'avaient présenté ; il indique un
danger possible, peut-être imminent ; mais, malgré tout mon
respect pour les opinions de mon savant et bien-aimé maître,
je ne puis y voir les prodromes, encore moins la première
période d'une fièvre puerpérale, dont le frisson, dit *initial*,

ne serait que la période *finale ultime*. La douleur des annexes ne peut offrir de l'intérêt qu'au point de vue du développement ultérieur de la phlébite; si, pour M. Béhier, cette phlegmasie domine toute la question, elle ne joue pour nous qu'un rôle secondaire dans la fièvre puerpérale.

§ I. — *Début.*

La fièvre puerpérale n'offre pas de symptôme pathognomonique, et le médecin qui ne tiendrait pas compte de l'influence épidémique, ou qui oublierait qu'il est près d'une nouvelle accouchée, pourrait se trouver embarrassé. L'aspect général des malades peut cependant être d'un grand secours, mais l'habitude seule peut donner quelque valeur à ce signe, car il est difficile d'en décrire les caractères. Dès le début, en quelques heures, les traits sont décomposés, les joues pâles, les mouvements mal assurés, les lèvres tremblotantes, les yeux égarés, les réponses incertaines; toute la face est altérée, couverte de sueur; les malades ont un air de profonde souffrance. L'invasion des accidents est brusque et s'annonce par un frisson initial, ou par de la douleur du ventre; presque toujours ces deux symptômes se suivent de près, et leur production paraît intimement liée. Tantôt le frisson naît le premier, et c'est le cas le plus fréquent; tantôt, au contraire, il est précédé par les douleurs abdominales.

J'énonce ici le fait général, les exceptions ne sont cependant pas très-rares. Le frisson ou les douleurs abdominales peuvent manquer isolément, mais je puis assurer que, sur cent observations que j'ai analysées dans ce but, je ne les ai jamais vus manquer l'un et l'autre.

La maladie débute quelquefois avant la délivrance : l'observation 3 en est un exemple; presque tous les accoucheurs ont observé des cas semblables. Le plus souvent c'est dans

les trois premiers jours qui suivent l'accouchement, et même
quelques heures seulement après lui, que se déclarent les
symptômes; plus rarement la maladie commence du cin-
quième au huitième jour; nous ne l'avons jamais vue naître
après cette époque. Le tableau suivant confirme mon asser-
tion, il indique l'époque de l'invasion des accidents :

Immédiatement ou peu après l'accouchement.....	21 fois.
Un jour après l'accouchement......................	27 —
Deux jours après..................................	20 —
Trois jours après.................................	11 —
Quatre jours après................................	4 —
Cinq jours après..................................	1 —
Six jours après...................................	0
Sept jours après..................................	0
Huit jours après..................................	3 —
Après le huitième jour............................	0

Il paraît qu'il n'en est pas toujours ainsi, et que dans la forme
pectorale, par exemple, le début est plus tardif. M. Charrier
(*loc. cit.*) a cherché à en rendre compte par la prédisposition, l'état demi-pathologique, que présentent les organes du
bas-ventre qui doivent s'enflammer beaucoup plus vite que
les plèvres, chez une nouvelle accouchée.

§ II. — *Frisson.*

Le frisson initial peut être court, le plus souvent il se prolonge pendant une demi-heure, une heure, deux heures et
même trois heures; il est ordinairement intense et s'accompagne de claquements de dents. Pendant toute sa durée, le
malaise et l'anxiété sont considérables; les traits du visage
sont décomposés; la langue est souvent froide comme la peau;
la soif est vive. Les malades souffrent et se plaignent du froid;
le pouls est petit, serré, fréquent, de 120 à 160 pulsations.

Presque toujours le frisson est unique; il peut manquer,
mais il est rare qu'il se reproduise une seconde fois (8 fois

sur 100) ou une troisième fois (1 fois sur 100). Nous atta-chons une grande importance à cette remarque : le frisson est en effet un phénomène assez important pour qu'on lui attribue une grande valeur, et sa répétition constante dans l'infection purulente ou dans l'infection putride peut servir à les différencier d'avec la fièvre puerpérale.

La réaction qui suit le frisson se fait mal, incomplétement; le malaise persiste; les tissus conservent une teinte blafarde et ne deviennent pas turgides, rouges, injectés comme dans la seconde période d'une fièvre d'accès. Les malades restent abattues et tristes, elles conservent du brisement dans les jambes, elles accusent de la céphalalgie sus-orbitaire.

§ III. — *Douleur abdominale.*

La douleur du ventre est plus constante encore que le frisson; elle naît le plus souvent après lui, quelquefois avant, elle ne manque que dans de très-rares exceptions, mais elle présente en intensité tous les degrés imaginables. Tan-tôt elle est faible, et ne devient manifeste que par la pression; tantôt elle est spontanée, violente, et les femmes ne peuvent rien supporter sur le ventre; elles poussent des cris et des gémissements continuels qui leur sont arrachés par des exa-cerbations et des élancements.

Les douleurs semblent intimement liées à l'inflammation, et elles apparaissent partout où il se forme du pus.

C'est ordinairement dans la région hypogastrique que commencent les douleurs abdominales; de là elles s'irra-dient dans tout le ventre, et remontent jusqu'aux hypo-chondres. Hippocrate avait dit : « Après l'accouchement et l'avortement, les lochies qui se précipitent en abondance et avec impétuosité, si elles s'arrêtent, sont fâcheuses; le frisson

est contraire dans ce cas, ainsi que le trouble du ventre, surtout s'il y a douleur des hypochondres (1.) »

Cette remarque est pleine de justesse, elle signifie que lapé-
ritonite est généralisée. Quand j'ai constaté cette douleur aux
hypochondres, j'ai porté un pronostic fâcheux, et l'issue de
la maladie m'a constamment donné raison.

La douleur ne se répand pas toujours dans tout le ventre,
elle peut rester limitée à l'hypogastre, quelquefois même l'u-
térus semble en être le siége exclusif; après l'accouchement,
il est facile de sentir cet organe à travers les parois abdominales, et il n'est pas rare que les malades n'accusent de la
douleur que lorsqu'on vient à presser sur lui, surtout lorsqu'on le fait au niveau de l'insertion des ligaments larges.

Il arrive souvent que la douleur abdominale diminue, disparaît même, tandis que le ventre se ballonne et que les accidents généraux continuent : c'est là un des signes pronos-
tiques les plus fâcheux qu'on puisse observer, car il annonce
une fin prochaine.

§ IV. — *Vomissements et diarrhée.*

Les vomissements sont beaucoup moins fréquents que les
douleurs abdominales, ils ont manqué complétement dans
plus du tiers des cas; quand ils existent, les efforts qu'ils nécessitent fatiguent les malades et les épuisent en donnant plus
d'acuïté aux douleurs. Les matières rejetées sont verdâtres,
poracées; elles contiennent une grande quantité de bile, et la
langue des malades en reste pendant longtemps imprégnée.
Au milieu des matières vomies nous avons remarqué quelquefois des lombrics, mais le fait s'est présenté trop peu sou-

(1) Hippocrate, *OEuvres complètes*, traduction E. Littré. — *Coaques*, ch. III,
Paris, 1846, t. V, p. 701.

vent pour qu'on puisse le regarder comme lié à l'influence épidémique.

Ce n'est que rarement que les vomissements sont incessants, ils se montrent presque toujours à des intervalles irréguliers, quelquefois ils sont provoqués par l'ingestion d'une boisson ou d'un médicament; ils peuvent disparaître pendant un jour et plus, pour revenir ensuite. Je les ai notés au commencement de la maladie; d'autres fois ils n'apparaissent que tardivement, quelques heures seulement avant la mort; les matières sont rejetées alors plutôt par régurgitation que par vomissement.

En même temps que les vomissements on voit souvent le hoquet tourmenter les malades.

La diarrhée est plus fréquente que les vomissements; elle coïncide quelquefois avec eux, d'autres fois elle semble les remplacer; mais il se peut que la même malade n'ait ni vomissements ni diarrhée, et cette constipation résiste longtemps aux purgatifs. Les selles sont habituellement jaunes, très-fétides; elles s'échappent souvent malgré les malades et à leur insu.

§ V. — *État de l'abdomen.*

Il est rare que l'abdomen soit ballonné et tendu comme dans une péritonite franche; les parois abdominales sont molles, flasques; il semble qu'elles aient perdu leur ressort; dans les derniers moments, elles sont distendues par le développement des intestins.

La sonorité, à la percussion, est en raison directe du volume du ventre; rien n'est plus facile que de la constater. Quand le péritoine contient une grande quantité de liquide, les parties déclives offrent de la matité, dont on peut faire changer les limites en faisant pencher les malades tantôt d'un côté, tantôt de l'autre.

§ VI. — *Langue.*

La langue est large, molle, humide, recouverte quelquefois d'un enduit sale ; elle porte souvent l'empreinte des dents ; elle ne devient habituellement sèche que dans les derniers temps de la maladie, ou dès le début, quand la respiration est pressée.

Les gencives sont presque toujours gonflées, rouges, recouvertes par un enduit pultacé, blanchâtre ; elles présentent souvent, à leur bord libre, un petit liséré violacé.

§ VII. — *Pouls.*

L'examen du pouls a une grande valeur ; aussi mon excellent maître, M. Delpech, que je ne saurais trop remercier de ses conseils et de sa bonté, ne manquait jamais, au lit de chaque malade, en appelant mon attention sur ce sujet, d'examiner la fréquence et les caractères du pouls. Pendant le frisson, les pulsations sont petites et fréquentes ; elles se développent ensuite et prennent plus d'ampleur, mais elles sont presque toujours molles, et l'artère n'offre que peu de résistance au doigt qui la presse. Lorsque le pouls est, par exception, résistant, il ne conserve ce caractère que d'une manière passagère et fugace, pour présenter bientôt une dépressibilité extrême ; quelquefois il devient irrégulier. Les pulsations sont très-nombreuses, presque toujours elles oscillent entre les nombres 116 et 160 ; le chiffre 144 est celui que nous avons le plus souvent noté, et cela dès le début. Sa fréquence devient plus grande encore dans la période ultime, le pouls est alors presque toujours irrégulier et filiforme.

§ VIII. — *Dyspnée et cyanose.*

L'hématose ne se fait qu'incomplétement; les malades sont essoufflées, elles étouffent; on peut compter 28, 36, 48 et même 60 inspirations par minute. La calorification est singulièrement amoindrie; la peau et les extrémités sont froides, cyanosées ; le faciès est altéré, le nez effilé, et si la fièvre et le timbre de la voix n'avaient pas rendu l'erreur impossible, on aurait, au premier abord, pu se croire en pleine épidémie de choléra. Ces accidents étaient presque constants en 1856, et, à ce titre, on pourrait dire que l'épidémie était de forme asphyxique.

Les douleurs abdominales, la tension et le volume du ventre n'étaient nullement en rapport avec la dyspnée et la cyanose qu'on ne pouvait pas expliquer par le refoulement du diaphragme; les poumons restaient perméables dans toute leur étendue; l'auscultation du cœur ne révélait rien d'anormal; pour se rendre compte de ces accidents, on ne peut pas songer à la formation de caillots dans le cœur, puisque des malades ont guéri après avoir présenté au plus haut degré ces troubles de la respiration; l'auscultation, la percussion, les examens cadavériques eux-mêmes ne faisaient rien découvrir d'anormal dans les poumons ou le cœur, nous croyons donc qu'il faut rapporter cette asphyxie aux modifications profondes du sang qui devient impropre à l'hématose.

§ IX. — *Examen de la poitrine.*

Nous avons vu, dans des cas isolés, la poitrine devenir le siége de vives douleurs, et presque toujours nous avons alors constaté la présence d'une pneumonie ou d'un épanchement pleurétique. Mais ce qui pour nous a été l'exception devient la règle dans d'autres circonstances, et mon ami, le docteur

Charrier, a fait la relation d'une épidémie dans laquelle le péritoine était le plus souvent sain, tandis que les plèvres étaient le siége d'un épanchement presque constant. Les diverses lésions des organes thoraciques présentent les mêmes signes que l'auscultation et la percussion font reconnaître dans d'autres maladies. Nous n'avons pas à nous y arrêter.

§ X. — *Troubles nerveux.*

Les facultés intellectuelles demeurent ordinairement parfaitement intactes, seulement leur sensibilité est amoindrie, et les malades, trompées par un mieux apparent, succombent au milieu d'un état de torpeur et d'indifférence.

Dans quelques cas on observe du délire et du coma. Chez l'une des nouvelles accouchées, le début fut marqué par un violent accès de manie, mais presque toujours c'est au milieu même de la durée de la maladie, surtout pendant la nuit, que survient le délire. L'intelligence est alors pervertie, les malades ont des hallucinations, du *subdelirium*, sans manifestations violentes; ce n'est que plus rarement qu'elles sortent de leur lit, se débattent, poussent des cris, et qu'on est obligé de les maintenir.

Ces divers troubles de l'intelligence disparaissent presque toujours pendant la journée; les malades sont alors calmes, et elles ont oublié ce qui leur est arrivé pendant la nuit.

Les forces sont largement épuisées, et le plus souvent les malades restent étendues sur le dos, incapables de faire aucun mouvement du tronc.

Le coma, plus rare encore que le délire, ne s'observe guère que dans les heures qui précèdent la mort.

Quelques femmes ont eu des convulsions, du strabisme, du trismus, des contractures des extrémités, sans que l'aspect du cerveau ou des méninges ait pu expliquer ces différents phénomènes.

Un grand nombre de nos malades ont été traitées par le sulfate de quinine à haute dose, et chez elles les troubles du système nerveux ont été souvent considérables ; mais comme ils ont été produits par un agent thérapeutique, nous avons dû ne pas en parler dans la description de la maladie.

§ XI. — *Phlegmons; taches ecchymotiques; panaris sous-épidermiques; modifications de la sécrétions laiteuse; altération des lochies; escharres vulvaires.*

Les symptômes que nous venons de passer en revue varient à l'infini dans leurs combinaisons, leur ordre de succession, leur intensité, leur marche, leur durée ; il faut encore joindre à leur description certains phénomènes accessoires : chez quelques femmes on voit un membre, dans sa continuité ou au niveau d'une articulation, devenir le siége d'une vive douleur ; la partie douloureuse est gonflée, œdémateuse, sans changement de couleur à la peau dans la plupart des cas, marbrée de taches rouges ; d'autres fois le gonflement augmente d'étendue progressivement, et nous l'avons vu envahir toute la longueur de l'avant-bras. Les malades meurent le plus souvent avant que le pus ait été évacué, et à l'autopsie on trouve ces infiltrations purulentes dont nous avons parlé, ou des épanchements purulents dans la cavité des synoviales.

Chez quelques autres femmes on voit apparaître, comme dans le scorbut, sur les mains, sur les membres, sur l'abdomen, de larges taches ecchymotiques qui ne causent aucune douleur ; ces espèces de pétéchies peuvent être nombreuses, elles ont de la tendance à augmenter d'étendue ; elles indiquent une altération profonde dans le sang, et dans ces circonstances nous avons constamment vu succomber les malades.

La facilité remarquable avec laquelle le pus s'engendre dans tous les tissus se manifeste jusque dans le derme, et souvent des bulles de pus soulèvent l'épiderme des mains et des doigts sans déterminer aucune douleur, sans rougeur de la peau circonvoisine; un fait analogue s'observe chez les enfants nouveau-nés qui sont atteints en grand nombre de panaris sous-épidermique suppuré.

Presque toujours la sécrétion laiteuse ne s'est pas effectuée quand survient la maladie; lorsqu'elle a eu lieu, elle cesse sous l'influence de la fièvre puerpérale, les seins se flétrissent, deviennent flasques et le lait disparaît. Si la fièvre est légère, si elle se termine favorablement, le lait peut ne point tarir, et, quand la convalescence commence, les seins se gonflent de nouveau et la sécrétion s'y rétablit. Ce retour aux conditions physiologiques n'est pas constant, quelques femmes sont forcées de renoncer à nourrir leurs enfants.

Les lochies sont presque toujours moins abondantes qu'à l'état normal, quelquefois même elles sont complétement supprimées. On les voit d'ailleurs couler, s'arrêter, reparaître pour disparaître de nouveau, sans qu'il en résulte aucune influence sur la marche et l'intensité de la maladie. Leur odeur est fétide, plus repoussante qu'à l'état ordinaire, mais elle n'a rien de spécial.

Il est une lésion qui semble liée à l'encombrement, et qui, fréquente en temps ordinaire à la Maternité, l'est devenue encore plus pendant l'épidémie, en même temps qu'elle devenait plus grave; je veux parler des escharres de la vulve.

Les femmes accusent de la douleur aux parties génitales, et, lorsqu'on écarte les grandes lèvres, on aperçoit sur leur face interne, ou à la commissure postérieure, sur une étendue variable, tantôt large comme une pièce de cinquante centimes, tantôt comme une pièce de cinq francs et plus, une tache grisâtre, gangréneuse, dont l'odeur est repoussante. Ces plaques, souvent multiples, peuvent se présenter sous deux aspects différents : dans le premier, le tissu malade est mortifié; dans le second, il est rouge, injecté et recouvert par une matière blanche très-adhérente, tout à fait analogue aux productions diphthéritiques; chez l'une de nos malades, qui a guéri, ces espèces de fausses membranes s'étaient étendues à toute la région anale. La tendance à la gangrène se fait remarquer aussi sur les piqûres de sangsues qui deviennent gangréneuses; la mortification, en s'étendant de proche en proche, peut détruire les parois abdominales sur une grande étendue. Nous vîmes une fois un abcès du sein devenir le point de départ de la gangrène de toute la glande mammaire elle-même et de la peau qui la recouvre.

Quand la vulve a été le siége d'une déchirure ou d'incisions pendant le travail de l'accouchement, c'est presque toujours sur ces solutions de continuité que se montrent les escharres.

Ces plaques gangréneuses se détachent assez rapidement et laissent à nu une plaie dont les bords sont taillés à pic; la cicatrisation se fait rapidement quand l'état général est bon; dans le cas contraire, la plaie prend un mauvais aspect et la gangrène fait des progrès.

Quand tous les symptômes ont acquis une très-grande gravité, on voit souvent survenir brusquement un calme surprenant; les malades se trouvent considérablement soulagées et demandent à manger; mais cette amélioration n'est qu'apparente, et le médecin est averti, par l'aspect général et par la fréquence du pouls, qu'il ne doit pas se laisser tromper; la mort est imminente et pour ainsi dire inévitable.

CHAPITRE III.

MARCHE, DURÉE, TERMINAISON.

La marche de la fièvre puerpérale est continue, rapide dans son évolution.

Dès le début, les accidents peuvent acquérir toute leur acuïté, et les femmes meurent en quelques heures; le frisson, les douleurs abdominales, les vomissements, la dyspnée, la cyanose, se succèdent rapidement; le mal n'a débuté que depuis quelques instants, et déjà il est facile de voir que les malades sont perdues. C'est ainsi qu'on observe des cas presque foudroyants. Quand la maladie est moins rapidement mortelle, on peut cependant, dès le début, tirer de l'intensité du frisson, de l'altération de la face, de l'état misérable du pouls ou de la gravité des autres signes, les plus fâcheux présages : tous les symptômes s'aggravent progressivement, sans rémission aucune, jusqu'à l'agonie et la mort; le mieux apparent qui survient quelquefois dans les derniers moments ne saurait en effet tromper un médecin attentif.

Dans les cas légers, la marche est toute différente; le frisson initial peut être intense, prolongé, accompagné de claquements de dents, la douleur de ventre est vive et l'on peut craindre le développement ultérieur d'accidents funestes; mais ces phénomènes sont de courte durée ; l'administration d'un évacuant, une émission sanguine, une sueur copieuse, coupent court à tous les symptômes alarmants; le pouls tombe à 80 ou plus bas, la douleur abdominale disparaît, et en deux ou trois jours les malades sont en pleine convalescence.

Quand la série des accidents a duré pendant plus d'un jour, et surtout pendant plus de deux jours, sans amélioration, la maladie est grave et souvent mortelle. Quelques femmes guérissent cependant comme par miracle, bien qu'elles aient été dans un état désespéré. On voit alors les accidents se prolonger ; les douleurs abdominales continuent, mais elles s'amoindrissent, le pouls devient moins fréquent, il prend plus d'ampleur et de résistance, le facies s'améliore, la dyspnée est moins grande et la cyanose disparaît. Une exacerbation soudaine peut tromper encore les espérances du médecin, mais enfin, dans quelques cas, bien rares il est vrai, le mieux se prolonge et quelques femmes finissent par guérir.

La fièvre puerpérale est une maladie aiguë par excellence, elle dure peu ; quand elle est légère, la guérison survient rapidement ; en deux ou trois jours les nouvelles accouchées sont complétement à l'abri d'accidents qui paraissaient d'abord formidables ; quand elle est grave, elle amène rapidement la mort, sauf quelques exceptions trop rares. Dans certaines épidémies quelques femmes ont succombé presque subitement ; nous n'avons jamais vu de terminaison aussi rapide, et la nouvelle accouchée que nous vîmes succomber le plus vite fut malade pendant trente-huit heures ; d'autres moururent en quarante-huit heures ; presque toujours la mort arrive du quatrième au sixième jour ; nous pouvons d'ailleurs mieux préciser ces différentes époques, dans un tableau où nous mettons en regard la durée de la fièvre puerpérale terminée par la mort et le nombre des observations :

Mort en 38 heures	1 fois.
— 39 —	1 —
— 2 jours	4 —
— 3 —	9 —
— 4 —	19 —
— 5 —	15 —

Mort en 6 jours .... 10 fois.
  —   7 — .... 5 —
  —   8 — .... 1 —
  —   9 — .... 2 —
  —   10 jours et plus.................... 0

Il est facile de voir, d'après ce tableau, que deux femmes seulement moururent en moins de deux jours, et que le plus grand nombre des malades ont succombé du troisième au sixième jour; nous n'avons jamais vu la mort survenir après le dixième jour.

Dans les cas graves qui se terminent par la guérison, il est difficile d'assigner une limite précise à la durée de la maladie. La convalescence est longue, pénible; pendant longtemps, des accidents locaux inflammatoires se manifestent du côté du ventre; les douleurs disparaissent et renaissent bien des fois avant que la guérison soit définitive; elle se fait quelquefois longtemps attendre, pendant des mois entiers, comme nous en avons eu l'exemple chez la malade qui fait le sujet de notre deuxième observation. D'autres fois ce sont les phlegmons des membres qui entravent la guérison; la suppuration peut être étendue, se compliquer de sphacèle, et la cicatrisation ne se fait que lentement. Les arthrites ont aussi une durée indéterminée, elles amènent quelquefois une ankylose; d'autres fois les désordres sont plus grands encore et nous avons vu, dans un cas de ce genre, l'articulation du coude ouverte; la carie des os nécessita la résection dans l'article.

Suivant que la maladie a été légère ou grave, suivant l'importance des complications, la convalescence sera courte ou difficile.

Presque toujours la terminaison de la fièvre puerpérale grave est la mort. Au milieu d'un nombre considérable de décès, nous n'avons recueilli que quatre observations de gué-

rison; mais ce résultat n'a de signification que pour moi, il
n'a qu'une valeur relative, il dépend d'une appréciation personnelle qui doit singulièrement varier avec chaque observa-
teur. Je n'ai pas tenu compte de plusieurs observations, parce
que j'ai cru qu'elles ne méritaient pas le nom d'observations
de fièvre puerpérale; d'autres fois j'ai pu regarder comme légère une fièvre puerpérale qui pour un autre compterait au
nombre des cas graves suivis de guérison. On comprend
qu'avec des bases aussi peu stables, il devient impossible de
faire une statistique approximativement exacte; je me contenterai de dire que, dans les cas graves, la mort est la règle, et
la guérison l'exception. Dans les cas légers au contraire, la
guérison est constante, elle s'opère promptement, du premier au troisième jour; si les accidents se prolongent davantage, la maladie cesse d'être légère pour devenir grave.

Une sueur abondante, des selles diarrhéiques nombreuses
sont souvent le point de départ d'une amélioration définitive.
On donnera si l'on veut le nom de crises à ces moyens employés par la nature pour se débarrasser du poison, mais on
parvient à les produire artificiellement en administrant aux
malades un vomitif ou un purgatif, et souvent le succès justi-
fie ces tentatives.

Il se produit quelquefois des vésicules d'herpès labialis;
leur apparition est un signe de bon augure qui trompe rarement. Nous n'avons jamais vu la maladie se juger, comme on
l'a dit, par une suppuration locale ou par une hémorrhagie;
une seule fois nous avons observé une épistaxis, et la malade
mourut.

Quand la maladie se termine par la mort, il est rare qu'on n'en
soit pas averti par la gravité des symptômes; une seule fois
nous avons vu la mort survenir subitement, après une amélioration prolongée qui semblait indiquer une guérison définitive.

CHAPITRE IV.

MARCHE, DURÉE, TERMINAISON DE L'ÉPIDÉMIE DE 1856.

L'épidémie a commencé avec le mois d'avril, et à la fin du mois elle était arrivée à son maximum d'intensité, sans variation sensible jusqu'au 10 mai, époque à laquelle la Maternité fut fermée.

Soixante-quatre malades succombèrent pendant ce temps ; on trouvera dans le tableau qui suit la manière dont les décès des femmes et des enfants nouveau-nés furent répartis pour chaque jour.

1er avril,	0 décès de femme,	1 décès d'enfant.
2 —	0 —	3 —
3 —	0 —	3 —
4 —	1 —	4 —
5 —	1 —	1 —
6 —	0 —	3 —
7 —	0 —	1 —
8 —	2 —	1 —
9 —	1 —	1 —
10 —	0 —	4 —
11 —	0 —	0 —
12 —	0 —	1 —
13 —	2 —	4 —
14 —	0 —	0 —
15 —	0 —	3 —
16 —	0 —	4 —
17 —	5 —	3 —
18 —	0 —	2 —
19 —	3 —	1 —
20 —	0 —	5 —
21 —	0 —	3 —
22 —	2 —	1 —
23 —	1 —	3 —
24 —	1 —	1 —
25 —	0 —	0 —
26 —	2 —	3 —

27 avril,	3 décès de femme,	1 décès d'enfant.
28 —	4 —	3 —
29 —	4 —	0 —
30 —	1 —	3 —
1er mai,	4 —	2 —
2 —	3 —	4 —
3 —	4 —	6 —
4 —	3 —	1 —
5 —	4 —	3 —
6 —	3 —	0 —
7 —	4 —	4 —
8 —	1 —	2 —
9 —	3 —	1 —
10 —	2 —	2 —

Pendant le même laps de temps, il y eut 347 accouchements, ce qui donne un décès sur moins de six accouchées.

Nous ne savons pas au juste quelle fut la marche de l'épidémie après la fermeture de la Maternité ; toujours est-il que la fièvre puerpérale éclata dans plusieurs hôpitaux, à Cochin, à l'hôpital des Cliniques, à l'Hôtel-Dieu, à Lariboisière. La Maternité fut ouverte de nouveau le 21 juin, mais les femmes en couches n'y furent admises qu'en petit nombre ; quelques-unes succombèrent, mais ce ne fut qu'au mois de septembre que l'influence épidémique devint évidente ; elle augmenta avec le nombre des femmes accouchées, et pendant les mois de septembre et d'octobre, sur 266 accouchements, il y eut 27 décès.

A la fin du mois d'octobre, l'épidémie avait complétement disparu, et le nombre des accouchements put impunément être porté à son chiffre habituel.

Nous avons donc vu le commencement et le déclin de l'épidémie ; la maladie s'est montrée tout à fait semblable dans ces deux périodes, seulement, aux mois d'avril et de mai, les femmes succombaient presque infailliblement, dans les mois de septembre et d'octobre, au contraire, le nombre des cas de fièvre puerpérale légère s'accrut, et beaucoup de malades guérirent ; ce fut aussi à cette époque que nous vîmes la guérison de trois nouvelles accouchées très-gravement atteintes.

On a pensé que, par certaines différences dans l'état atmosphérique, le jour de l'accouchement pouvait avoir de l'influence sur la production ultérieure de la fièvre puerpérale, et le 12 avril nous a semblé en cela le jour le plus malheureux ; M. Delpech en avait été vivement frappé, et en me communiquant ses remarques, il m'en a fait prendre note ; mais on ne peut invoquer cette influence qu'avec restriction, parce que les femmes accouchées le même jour deviennent malades à des époques différentes. Des faits de ce genre sont consignés dans toutes les épidémies, et tout le monde se rappelle un jour néfaste entre tous, dans l'épidémie de choléra de 1849. Jusqu'ici il a été impossible de pénétrer la cause de ces exacerbations qu'on ne peut que constater en les attribuant à des changements atmosphériques.

CHAPITRE V.

DIAGNOSTIC.

§ I. — *Métro-péritonite.*

Dans l'hôpital et dans les localités où sévit une épidémie de fièvre puerpérale, le diagnostic en est facile ; mais, dans les cas sporadiques, on peut la confondre avec une métrite ou une métro-péritonite. On évitera cette erreur en tenant compte des phénomènes généraux qui accompagnent la maladie. Le frisson prolongé, l'altération des traits, la fréquence considérable et la dépressibilité du pouls sont des caractères qui appartiennent bien plus à la fièvre puerpérale qu'à la péritonite. Dans la fièvre puerpérale, dès le début, les accidents généraux dominent tous les autres ; dans une inflammation du péritoine, ce sont les accidents abdominaux.

Nous avons vu une péritonite aiguë développée pendant la grossesse et causée par une rupture de l'utérus avec passage du fœtus dans l'abdomen ; dans ce cas, l'inflammation fut aussi intense que possible, et il nous fut facile de porter le diagnostic, bien que la cause de la péritonite n'eût pas été reconnue ; la douleur était excessive, et le ventre devint si rapidement volumineux que tout examen fut impossible ; la malade mourut en quelques heures.

Des difficultés sérieuses ne se rencontrent que lorsqu'on a à reconnaître une métro-péritonite et une fièvre puerpérale à forme inflammatoire. « La nouvelle accouchée atteinte de « métro-péritonite a la figure colorée, turgescente; chez « la malheureuse frappée de fièvre puerpérale, le visage est « pâle, les traits sont profondément altérés, le pouls est fré— « quent dans l'une et l'autre affection ; mais dur, fort dans la « première, il est mou, dépressible dans la seconde (1). »

La convalescence qui suit les couches est ordinairement facile, mais parfois on voit survenir quelques cas pathologiques caractérisés par un frisson initial, une réaction fébrile prononcée, la rougeur de la face, une vive céphalalgie, une respiration seulement pressée, une douleur ordinairement tolérable vers la région inférieure de l'abdomen. Ces accidents sont purement inflammatoires, et c'est avec raison que M. P. Dubois (2) les a séparés de ceux des fièvres puerpérales. Le diagnostic peut être difficile, impossible même, mais

(1) Huet, *Thèse de Paris*, août 1853.
(2) P. Dubois, *Bulletin de l'Académie de médecine*, t. XXIII, 1858, p. 501.

il ne s'ensuit nullement que la nature des deux maladies soit identique. La phthisie pulmonaire et la fièvre typhoïde ne se ressemblent en rien dans leurs lésions, et pourtant, au lit du malade, quel est le médecin qui ne s'est pas trompé ?

§ II. — *Frisson consécutif à l'accouchement; fièvre de lait.*

Presque toujours après l'accouchement, après la délivrance, surtout quand les femmes ont été découvertes pendant quelque temps, on voit survenir un frisson assez prolongé; ce ne serait que par inadvertance qu'on pourrait confondre ce frisson, que j'appellerai volontiers *physiologique*, avec celui qui précède un état morbide; il suffit de réchauffer les nouvelles accouchées, pour lever tous les doutes; le bien-être qu'elles éprouvent bientôt écarte toute idée de maladie.

La sécrétion laiteuse, quand les seins sont distendus et douloureux, s'accompagne, dans certains cas seulement, de frisson et de fièvre; mais jamais le frisson n'est aussi prolongé, aussi intense que dans la fièvre puerpérale, et le pouls ne devient jamais aussi fréquent. Il est très-rare qu'on trouve 120 pulsations dans la fièvre dite *fièvre de lait*, il est rare au contraire de ne pas en trouver plus dans la fièvre puerpérale.

Si le frisson survient le premier jour ou dans le commencement du deuxième, s'il est prolongé, accompagné de claquements de dents, on peut presque à coup sûr diagnostiquer une fièvre puerpérale. Le frisson de la fièvre de lait n'a guère lieu qu'à la fin du deuxième jour ou pendant le troisième; il s'accompagne souvent de chaleur ou de douleur dans les seins qu'il est utile d'examiner dans ce but.

§ III. — *Phlegmons péri-utérins.*

Un assez grand nombre de femmes, quelques jours après

leur accouchement, ont un frisson intense, elles accusent quelques douleurs abdominales; le frisson se répète quelquefois; j'ai cherché pendant longtemps, à la Maternité, la cause de ces accidents, et on pourrait complétement la méconnaître si l'on ne pratiquait pas le toucher vaginal; on trouve souvent alors, sur l'un des côtés du col de l'utérus, à la partie inférieure des ligaments larges, dans une étendue variable, une tumeur dure, résistante, chaude et surtout très-douloureuse à la moindre pression. Ces tumeurs, quelquefois fort petites, indiquent la formation d'un phlegmon dans la partie inférieure des ligaments larges ou dans le tissu cellulaire périutérin. D'autres fois, ces phlegmons remontent plus haut, gagnent les fosses iliaques où il est facile de les apprécier par le palper abdominal. La nature de ces tumeurs ne saurait être mise en doute, puisque plusieurs fois je les ai vues se terminer par suppuration. Cependant M. Bernutz, qui a vu des faits analogues, écrit aujourd'hui que ces inflammations ne sont le plus souvent que des péritonites circonscrites, il en a plusieurs fois acquis la preuve par l'autopsie.

Les frissons qui accompagnent la formation de ces tumeurs peuvent faire craindre le développement d'une maladie plus grave, celui de la fièvre puerpérale. On évitera facilement l'erreur en constatant l'absence de tous les accidents généraux; on peut, dans les cas douteux, s'aider du toucher vaginal.

§ IV. — *Infection putride.*

A côté de la fièvre puerpérale on a placé un autre état fort grave, l'infection putride, qui peut tuer quelquefois les nouvelles accouchées; elle dépend de circonstances diverses : tantôt ce sont des caillots ou des portions du placenta qui se putréfient dans l'utérus, tantôt ce sont des modifications analogues à celles de la pourriture d'hôpital qui altèrent la face interne de la matrice. Dans l'infection putride, quelle que soit sa cause, les frissons sont moins violents et plus souvent répétés que dans la fièvre puerpérale. La langue est sèche, les dents sont fuligineuses; la face prend un aspect terreux. La maladie se prolonge et les malades meurent avec de la fièvre hectique et de la diarrhée colliquative. Tel est la tableau succinct des accidents que les chirurgiens rapportent à l'infection putride *chronique*. Mon ancien collègue, le docteur Dumontpallier, a parfaitement compris qu'une telle maladie n'avait pas de ressemblance avec la fièvre puerpérale; aussi, dans son excellente thèse (1), sur laquelle nous reviendrons, il a décrit une forme *aiguë* d'infection putride, et M. Hervez de Chégoin (2) en a résumé les caractères de la manière suivante : « Ceux qui ont observé et médité la fièvre puerpérale putride, la reconnaîtront au frisson qui se manifeste ordinairement le troisième jour, à la petitesse et à la fréquence excessive du pouls (140 à 150 pulsations), à l'agitation, l'insomnie, la loquacité, le délire léger, au ballonnement rapide, considérable du ventre, *sans douleur! sans douleur !* signe caractéristique, et à la mort enfin, qui arrive ordinairement aussi le troisième jour après le début et le sixième après l'accouchement. »

Si l'on se rappelle ce que nous avons décrit, on voit que ce tableau ne ressemble guère à ce que nous avons vu à la Maternité : la plupart des femmes y sont tombées malades du premier à la fin du deuxième jour, et presque toutes ont accusé de vives douleurs abdominales. Nous aurons d'ailleurs l'occasion de revenir sur ce sujet quand il sera question de l'étiologie et de la nature de la maladie qui nous occupe.

(1) *Thèse*, Paris, février 1857.
(2) *Bulletin de l'Académie de médecine*, t. XXIII, 1858, p. 468.

§ V. — *Infection purulente.*

On a confondu la fièvre puerpérale avec l'infection purulente qui succède à la phlébite utérine; ces deux maladies peuvent cependant, avec un peu de soin, être distinguées l'une de l'autre. La fièvre puerpérale se déclare beaucoup plus tôt après l'accouchement que l'infection purulente ; le frisson est initial, unique presque constamment, dans le premier cas ; dans le second, il est tardif et se répète plusieurs fois. Dans l'infection purulente, la face est altérée, jaunâtre, terreuse, mais cette altération n'est pas aussi profonde et n'a pas le même caractère que dans la fièvre puerpérale; dans l'infection purulente enfin, les accidents généraux sont moins graves et la dyspnée moins considérable, même quand il y a des abcès métastatiques dans le poumon.

Dans la fièvre puerpérale, les douleurs sont répandues le plus souvent dans tout le ventre; dans la phlébite utérine, elles sont souvent limitées à l'utérus, quelquefois même à l'un de ses côtés. La plupart de ces caractères différentiels se trouvent dans la dernière observation que nous rapporterons.

§ VI. — *États morbides divers.*

La fièvre puerpérale peut présenter des symptômes analogues à ceux d'une fièvre typhoïde arrivée à une certaine période, mais le début et la marche des deux maladies diffèrent essentiellement; l'absence de prodromes, le frisson, la douleur abdominale, l'absence de taches rosées lenticulaires, caractérisent la fièvre puerpérale.

J'ai déjà dit qu'au premier abord les malades présentaient souvent un aspect singulièrement semblable à celui des cholériques ; la ressemblance n'est que grossière : la fréquence du pouls, la nature des déjections, la douleur du ventre, rendent l'erreur impossible.

Dans le cours d'une fièvre puerpérale, le siége de la douleur indique assez exactement le point qui devient le siége d'une phlegmasie. Les douleurs de côté accompagnent la formation d'une pleurésie ou d'une pneumonie; on peut cependant croire à l'existence d'une pleurésie, alors que les plèvres sont parfaitement saines. Le foie est en effet volumineux, refoulé en haut; il donne lieu à de la matité dans une grande étendue, et le frottement pleural peut être imité, à s'y méprendre, par le frottement péritonéal : c'est ainsi que, chez une malade qui présentait depuis longtemps des accidents assez complexes, on entendait et l'on sentait, au niveau des sixième et septième côtes droites, un frottement des plus manifestes qui coïncidait avec une matité étendue; nous n'avions pas hésité à croire à l'existence d'une pleurésie, quand à l'autopsie notre étonnement fut grand de n'en trouver aucune trace; mais notre erreur nous fut expliquée par le volume du foie et par les fausses membranes qui unissaient sa face convexe au diaphragme. Plus tard le même fait se représenta, mais cette fois nous étions prévenu, et l'intégrité parfaite du murmure respiratoire nous fit penser que les plèvres n'étaient pas malades, et le diagnostic fut vérifié par l'autopsie, qui montra des lésions analogues à celles du cas précédent.

CHAPITRE VI.

PRONOSTIC.

La mortalité a été si grande et les guérisons si rares, dans l'épidémie de 1856, à la Maternité, que presque toujours le pronostic ressemble à un arrêt de mort, nous nous étendrons donc fort peu sur ce sujet. Le pronostic est toujours grave, il l'est surtout quand la maladie se montre épidémiquement et que l'épidémie est à sa période d'augment ou d'état; ce n'est guère en effet qu'à la période de décroissance que les cas de guérison se manifestent. La maladie semble d'autant plus grave qu'elle débute moins longtemps après l'accouchement; M. Lasserre a rendu cette remarque très-sensible en disant que la forme *spontanée* de la fièvre puerpérale est beaucoup plus grave que la forme *secondaire*. Le danger est d'autant plus grand que les symptômes sont plus intenses, que le facies est plus altéré, que le pouls est plus fréquent et plus dépressible. Il est rare que le nombre de pulsations dépasse 120, si la maladie est légère; presque toujours on compte 140 pulsations et plus, quand la terminaison doit être funeste.

L'examen du pouls a donc la plus grande valeur dans le pronostic : lorsqu'il est ample, régulier, lorsqu'il ne dépasse pas 120, on peut présager une issue favorable malgré la fièvre et les douleurs abdominales.

La dyspnée et la cyanose sont des signes fâcheux, surtout lorsque l'examen de la poitrine ne fait reconnaître aucune lésion appréciable qui puisse en rendre compte.

Une rémission marquée dans la douleur, sans que le pouls diminue de fréquence, sans que le visage reprenne de la vie, doit faire présager une fin prochaine; les selles involontaires, les régurgitations, le coma, peuvent être regardés comme les avant-coureurs de la mort, et souvent alors les malades exhalent une odeur spéciale qui rappelle l'odeur des cadavres.

CHAPITRE VII.

ÉTIOLOGIE.

La cause première de la fièvre puerpérale nous est inconnue, mais quelle qu'elle soit, il faut, pour que la maladie se développe, que l'organisme présente certaines conditions particulières. Dans la première partie de ce travail, nous avons insisté sur l'étendue qu'il fallait donner à l'état puerpéral, et dit que la fièvre puerpérale se développait chez les femmes pendant les règles, pendant la grossesse, après l'accouchement, et chez le fœtus et le nouveau-né. Hors de ces conditions, son développement devient impossible.

L'obscurité des causes directes de l'étiologie dans la fièvre puerpérale a fait qu'on a invoqué tour à tour l'action possible de tous les agents.

§ I. — *Température, climats, saisons, influence atmosphérique.*

Tous les mois de l'année ont présenté des épidémies, elles ont éclaté pendant toutes les températures, au milieu de toutes les conditions hygrométriques et atmosphériques ; les saisons froides et les climats froids ont été accusés de favoriser son développement, cependant nous la voyons sévir en France, et l'épidémie qui nous occupe a commencé au printemps pour ne finir qu'en automne. Tous les auteurs sont pleins des contradictions les plus frappantes ; il suffirait de les opposer les unes aux autres pour montrer qu'on ne peut en tirer aucune conclusion. J'ai d'ailleurs sous les yeux le relevé des observations météorologiques de l'Observatoire de Paris pour l'année 1856 ; la direction des vents, l'état hygrométrique et la température ont été sans influence sur la marche de l'épidémie.

Je rapporterai ici les documents qui me paraissent importants pour la solution de la question, bien que contraires à mon opinion.

M. Lasserre a fait le relevé des épidémies qui ont eu lieu à la Maternité de Paris pendant douze années consécutives, de 1830 à 1841, et il a trouvé :

3 épidémies	....	en janvier.
5 —	....	février.
3 —	....	mars.
1 —	....	avril.
1 —	....	juin.
3 —	....	juillet.
2 —	....	août.
1 —	....	octobre.
1 —	....	novembre.
3 —	....	décembre.

Dans le même laps de temps, les six mois froids de l'année ont fourni une mortalité de 868 décès sur 18,108 accouchements ; soit 1/20. Les six mois chauds, sur 15,956 accouchements, ont donné 465 décès, soit, comme mortalité, 1/34. Cette différence tient, je crois, moins à la température qu'au renouvellement de l'air qui se fait moins facilement en hiver qu'en été.

M. le docteur H. Dor, dans une épidémie qu'il a observée, en 1857, à Prague, a cru trouver dans la variation brusque de l'atmosphère la cause principale de la fièvre puerpérale : « C'est ainsi que, le 8 mars, jour froid et pluvieux, sur six accouchements, quatre furent suivis de fièvre puerpérale. Le temps redevint beau jusqu'au 11 ; pendant ce temps, la moyenne des accouchements étant de 4 ou 5 par jour, pas un cas de maladie. Le 11, vent froid, humide, pas de pluie, mais temps brumeux; trois accouchements et trois malades. Le lendemain il fait plus doux, le temps semble vouloir s'élever, pas de vent; quatre accouchements, pas de malades. Le 13, pluie et neige; trois accouchements, deux malades. Du 13 au 19, le temps est froid, mais sec, et le ciel est serein; pendant tout ce temps, un seul cas de maladie (le 17), cas intéressant, en outre, par le fait que le frisson, précurseur de la fièvre, apparut six heures avant l'accouchement. Le 19 et le 23 furent ensuite deux jours funestes; le 19, il plut toute la journée, et le 23 il faisait un temps des plus désagréables: un mélange de pluie et de neige durcie; le 19, sur cinq accouchements, quatre malades; et le 23, six accouchements, six malades. Dans l'intervalle de ces deux journées, le temps est relativement beau, pas de cas de fièvre (1). »

Je le répète, je n'ai rien vu à la Maternité de Paris qui puisse me faire penser que les variations d'une épidémie soient intimement liées aux variations de température; mais les documents fournis par M. le docteur Dor sont si précis qu'ils appelleront de nouveau l'attention sur ce sujet.

§ II. — *Acclimatement.*

Il me serait impossible de dire quelle est l'influence du séjour à Paris avant l'accouchement, parce que presque toutes les nouvelles accouchées y demeuraient depuis longtemps, ou cherchaient à nous tromper pour échapper au contrôle de l'administration; ce n'est donc qu'avec réserve qu'il faut admettre les résultats de M. Lasserre :

266 malades habitant Paris depuis plus de trois mois.... 37 décès.
190 malades habitant Paris depuis moins de trois mois... 50   —

Mais le temps plus ou moins long, pendant lequel les fem-

(1) H. Dor, *Gazette hebdomadaire* du 26 février 1858.

mes demeurent à l'hôpital avant d'accoucher, a une influence manifeste que M. Lasserre a également consignée dans sa thèse inaugurale :

Plus de huit jours de séjour à l'hôpital....	791 femmes,	18 décès.
Moins de huit jours...................	528 —	17 —
Entrées à l'hôpital en travail............	1,020 —	52 —

Je suis arrivé de mon côté à peu près au même résultat : ainsi, sur 1868 femmes accouchées dans les dix premiers jours qui ont suivi leur entrée à la Maternité, 120 succombèrent, soit 2 sur 29 ; tandis que, sur 351 femmes qui séjournèrent à l'hôpital pendant plus de dix jours, 9 seulement succombèrent, soit 2 sur 76.

La différence est grande, on le voit, et montre que la mortalité est moins forte chez les femmes qui sont habituées depuis quelque temps aux conditions nouvelles, au nouveau genre de vie, peut-être à l'altération de l'air que présente l'hôpital ; elles sont moins exposées à succomber que celles qui arrivent du dehors peu de temps avant leur accouchement.

Ce fait n'est pas isolé, et les chirurgiens attendent quelquefois, avant d'entreprendre une opération, que les malades soient acclimatés.

§ III. — *Primiparité.*

C'est un fait admis aujourd'hui que les femmes primipares sont plus exposées que les multipares à la fièvre puerpérale ; les différentes statistiques arrivent toutes au même résultat. Sur 71 décès pris au hasard, j'ai compté 51 femmes primipares. M. Lasserre, sur 1025 primipares, a vu 66 décès, et sur 1314 multipares, 21 décès seulement. M. Charrier a trouvé, sur 213 cas de mort, 155 décès fournis par les primipares.

Ces résultats sont aussi évidents que possible quand on sait que le nombre des primipares et des multipares est approximativement identique.

Doit-on expliquer ce résultat par les conditions morales plus mauvaises dans lesquelles se trouve une primipare, par les douleurs plus fortes qu'elle endure, par la douleur plus grande du travail?

§ IV. — *Longueur du travail; accouchements difficiles.*

On trouvera dans les observations tous les éléments qui pourraient servir à éclaircir ce point de l'étiologie ; j'ai essayé de compter, mais je ne suis pas un partisan assez zélé de la statistique pour avoir osé en tirer des conclusions ; je trouve une excuse plus que suffisante dans les résultats contradictoires auxquels sont arrivés les auteurs. Je crois cependant qu'un travail prolongé, qu'un accouchement laborieux, en fatiguant, en épuisant les femmes, les placent dans de mauvaises conditions. La fièvre puerpérale est fréquente aussi quand l'accouchement se fait avec une promptitude insolite ; j'adopte ici l'opinion de M. Voillemier, qui pense que cette rapidité tient à un état morbide produit par l'épidémie ou par une maladie antérieure ou concomitante, et que c'est à cette raison qu'il faut attribuer le développement de la maladie. Nous ne sommes pas plus avancés qu'Hippocrate qui dit :

« Un accouchement subit et sans douleurs doit être sus-
« pect, surtout si la femme était déjà malade ou languis-
« sante. . . . . . . De tels accouchements ont souvent les suites
« les plus funestes. »

§ V. — *Enfants mort-nés.*

On a cru pendant longtemps que la présence d'un enfant

mort-né dans l'utérus, en changeant les dispositions physiologiques, devait favoriser le développement de la fièvre puerpérale, il n'en est cependant rien, M. Dubois a redressé
l'erreur. Sur 89 enfants mort-nés dans l'année 1856, 6 seulement appartenaient à des femmes qui succombèrent; le rapport entre les deux chiffres est trop faible pour qu'on puisse
voir une relation de cause à effet entre le séjour d'un enfant
mort-né dans le sein de sa mère et le développement des
accidents de la fièvre puerpérale.

§ VI. — *Suppression des lochies; putrescence de l'utérus.*

Tous les médecins anciens ont accordé une grande valeur
à la suppression des lochies, on a de nos jours une tendance
contraire; toujours est-il que souvent on voit les symptômes
les plus graves de la fièvre puerpérale se manifester sans avoir
été précédés par une altération dans la quantité ou la qualité
de l'écoulement lochial; il peut même se supprimer prompt-
tement sans qu'il en résulte aucun accident; mais on ne peut
nier, quand cette évacuation répand une odeur très-fétide, ou
quand elle s'arrête brusquement, que c'est presque toujours
sous l'influence et par le fait d'une maladie grave, souvent
de la fièvre puerpérale.

On sait déjà ce que nous pensons de l'opinion qui n'admet
aucune différence entre la fièvre puerpérale et l'infection putride, opinion qui se fonde sur ce qu'à l'ouverture des femmes qui ont succombé on trouve dans la cavité utérine une
couche de matière putrilagineuse et de sanie.

Cette manière de voir n'est pas nouvelle; elle a été défen-
due par White, et on trouve dans Laz. Rivière un passage
aussi explicite que possible : *In suppressione lochiorum san-*
guis, et vitiosi humores qui per gestationis decursum cumulati

sunt, advenas majores regurgitant, ibique putrescunt, et interdum ad hepar, lienem, aliasque partes feruntur, in iisque inflammationes concitant. Aut si in venis uteri morentur, putredinem concipiunt, atque ita febrem pariunt, etiam in fœminis quæ antea inculpata valetudine frui videbantur (1).

Je ferai remarquer que la putrescence de l'utérus se rencontre aussi dans les autopsies de femmes qui ont succombé à toute autre maladie que la fièvre puerpérale, et je rappellerai qu'en admettant cette explication il devient impossible de se rendre eompte des cas de fièvre puerpérale développée chez les femmes enceintes, chez les jeunes filles à l'époque menstruelle, chez les enfants mort-nés, et chez les enfants qui meurent avant la chute du cordon, puisque dans tous ces cas il n'y a pas de foyer putride.

Si la résorption putride était la cause productrice de la fièvre puerpérale, l'empoisonnement aurait toujours lieu de la même façon, on comprendrait mal son apparition par épidémie, et, une fois produite, la maladie devrait toujours être identique à elle-même, sans jamais présenter dans sa marche cet amoindrissement qui facilite la guérison et fait présager la fin d'une épidémie.

§ VII. — *Introduction de matières septiques par le toucher.*

Le docteur Arneth (2) a fait connaître sur ce sujet quelques remarques importantes faites en Allemagne par le professeur Semelweiss : La Maternité de Vienne se compose de deux cliniques séparées, dont l'une est fréquentée par les médecins et les étudiants en médecine, et l'autre par les élèves sages-femmes. Dans la première les revers étaient grands, dans la seconde la mortalité était peu considérable. Le doc-

___

(1) Voy. Rivière, *Opera universa,* p. 408.
(2) Arneth, *Annales d'hygiène et de médecine légale,* t. XLV, p. 283 et suiv.

teur Semelweiss crut en trouver l'explication dans les exercices anatomiques, les autopsies que pratiquaient les étudiants, tandis que les sages-femmes n'entraient jamais à l'amphithéâtre, et il pensa que la différence entre la mortalité des deux cliniques tenait au peu de soins que prenaient les élèves pour se débarrasser des matières, des odeurs cadavériques qui restaient attachées à leurs doigts, alors qu'ils étaient admis à visiter et à toucher les femmes en travail et en couches. Il astreignit tous les élèves à faire des lavages à l'eau chlorurée, surtout avec le chlorure de chaux, avant de passer à la salle d'accouchement. Le succès le plus éclatant ne se fit pas attendre, et bientôt la mortalité devint plus faible que dans la clinique des sages-femmes.

« Une femme enceinte, affectée d'un cancer utérin très-avancé, se présenta dans les salles ; on négligea de prendre les précautions susdites et déjà mises en usage depuis quelque temps. Le travail se prolongea pendant plusieurs jours ; comme c'était un cas très-grave et très-rare, les élèves se pressaient pour l'examiner. Quatorze femmes accouchées dans cet intervalle, et qui, par conséquent, avaient été touchées par des élèves, furent atteintes de fièvre puerpérale et succombèrent. A l'exception de ces malheureuses ; nous n'eûmes point alors de malades à la Maternité (1). »

A la Maternité de Paris, où les étudiants en médecine ne sont point admis, les élèves sages-femmes ne fréquentaient pas l'amphithéâtre pendant l'épidémie de 1856, et pourtant la mortalité était effrayante. On se prend à douter de l'efficacité des lavages à l'eau chlorurée, quand on voit les résultats prodigieusement heureux obtenus à la Maternité de Vienne par un moyen aussi simple. M. Danyau(2) nous a d'ail-

(1) Arneth, *loc. cit.*
(2) Danyau, *Bulletin de l'Académie de médecine,* 1855, p. 561.

leurs appris que les contradicteurs n'avaient pas manqué à Semelweiss : il fut démontré que, même antérieurement aux précautions recommandées, la première clinique avait eu des époques de très-faible mortalité, que la seconde avait eu aussi ses moments de malheur, et qu'il en était de même de la division des femmes payantes qui n'admet point d'élèves de l'un ni de l'autre sexe ; que ces lavages à l'eau chlorurée n'avaient point empêché le développement de graves épidémies à Vienne même, à Prague, à Wurtzbourg, et qu'elles avaient quelquefois cessé alors qu'on s'en était relâché et qu'on les avait abandonnées tout à fait.

Je ne veux pas dire que toutes les précautions indiquées ne soient pas utiles, mais la cause signalée par Semelweiss n'est pas à beaucoup près la seule ni même la principale des causes qui peuvent engendrer la fièvre puerpérale.

Il paraît démontré au contraire qu'un accoucheur qui vient de pratiquer une autopsie de femme morte de fièvre puerpérale peut transmettre cette maladie à ses clientes, mais ces faits, qui pourraient trouver leur place ici, seront mieux placés quand il sera question de la contagion, il faut les séparer de ceux de Semelweiss dans lesquels les manœuvres anatomiques avaient lieu sur des cadavres fournis par les maladies les plus diverses.

§ VIII. — *Encombrement, altération de l'air.*

Si la fièvre puerpérale est comparable au typhus, l'encombrement et l'altération de l'air doivent avoir une influence des plus fâcheuses : « Un rassemblement de femmes en couches doit être plus pernicieux encore que celui d'autres personnes. A côté d'elles se trouvent de petits êtres que l'on compte à peine pour quelque chose, qui n'en vicient pas moins

68   DE LA FIÈVRE PUERPÉRALE.

l'air par leur respiration et par leurs excrétions. L'écoulement
des lochies, les sueurs abondantes doivent aussi répandre des
vapeurs nuisibles. Si on ajoute à cela que les portes et fenêtres
sont maintenues soigneusement fermées par la crainte où
l'on est du froid, et de l'humidité, on aura l'idée de l'insalubrité d'un air continuellement altéré (1). »

Les auteurs sont unanimes et regardent l'altération de
l'air par l'encombrement comme une cause fréquente de
fièvre puerpérale ; je citerai encore un passage de White qui
me paraît important. White examine les conditions que
présentent deux hôpitaux de femmes en couches, dans lesquels la mortalité est très-différente, et il dit : « Cet hôpital
(en parlant de celui où les succès sont les plus grands) est
situé près des champs et ouvert de leur côté : on ne prend
aucun soin particulier du régime des malades, mais ils ne
sont jamais plus de quatre dans la même chambre, et ils n'y
sont ordinairement que deux. C'est au grand air et à la
réunion d'un si petit nombre de malades dans la même
salle que nous devons attribuer le succès. Dans l'autre hôpital, on met 18 ou 20 malades dans la même chambre,
tandis qu'il ne devrait y en avoir que 8 (1). »

La Maternité de Paris est située dans un lieu qui réunit
les meilleures conditions hygiéniques : placée sur un terrain
élevé, elle est entourée d'immenses jardins, dans le voisinage
du Luxembourg et de l'Observatoire, dans un quartier peu
populeux. Mais les accouchements y sont nombreux, 3000 par
an environ, et l'aération des salles est difficile.

Les femmes enceintes couchent dans de grands dortoirs, placés sous les combles et mal aérés. La salle d'accouchement est

<hr>

(1) A. C. Baudelocque, *Traité de la péritonite puerpérale*, p. 106.
(2) White, *Avis aux femmes enceintes et en couches*, Paris, 1774, p. 394.

spacieuse, l'aération y est facile, et les dispositions qui y sont
prises laissent peu à désirer ; mais les nouvelles accouchées
sont placées dans deux longs corridors dans lesquels s'ou-
vraient autrefois les anciennes cellules de Port-Royal, dont
l'une des parois, celle qui répond au corridor, a été abattue ;
un lit est placé dans chaque cellule, ou plutôt dans l'un des
petits compartiments placés dans une immense salle, de telle
sorte qu'une odeur un peu forte, qu'un miasme quelconque
se répand facilement dans toute l'étendue de la salle et dans
chaque cellule. Aussi, malgré les améliorations qu'on a
réalisées, la salubrité est loin d'y être parfaite, et l'air qu'on
y respire est altéré par une odeur désagréable et puante.
L'aération y est fort difficile ; qu'on ouvre en effet les portes qui
se trouvent à chaque extrémité, un courant d'air s'établit
facilement dans le milieu de la salle, sans renouveler l'atmosphère qui séjourne dans les cellules incomplètes où sont
couchées les nouvelles accouchées.

Le refroidissement peut avoir une action nuisible dans le
cours des couches, mais je n'en ai pas vu d'exemple, et à coup
sûr il est moins redoutable que la crainte invincible qu'il in-
spire à toutes les femmes, qui, pour l'éviter, se condamnent à
respirer un air infect et pour ainsi dire saturé de poison.

Quand nous parlerons de l'infection et de la contagion,
nous reviendrons encore sur l'importance de l'altération de
l'air et sur l'encombrement.

Quelle que soit la cause qu'on invoque dans l'étiologie des
maladies puerpérales, il est évident qu'elle agira avec d'autant
plus d'intensité que la constitution des femmes sera plus dété-
riorée, et qu'elles auront été placées dans de plus mauvaises
conditions hygiéniques. Cette opportunité plus grande au développement de la maladie n'a rien de spécial pour la fièvre
puerpérale.

§ IX. — *Endémie.*

La naissance des maladies endémiques est intimement liée aux localités, surtout pendant certaines saisons, certains vents, certains états de l'atmosphère, de telle sorte que souvent on peut en prédire l'apparition presque à coup sûr. C'est ainsi que le choléra est endémique sur les bords du Gange, où se trouvent réunies les conditions nécessaires à sa formation; c'est ainsi que la fièvre intermittente est endémique sur les bords des marais Pontins et dans la plupart des lieux marécageux.

Rien de semblable n'a lieu pour la fièvre puerpérale. Chaque année, il est vrai, on voit à Paris cette maladie faire quantité de victimes, soit à la Maternité, soit à l'hôpital des Cliniques. Serait-ce aux localités qu'il faut attribuer ce triste privilége? Mais la fièvre puerpérale sévit dans la plupart des hôpitaux, elle éclate quelquefois en ville, dans les provinces et jusque dans les villages les plus isolés. L'Hôtel-Dieu était autrefois le théâtre principal de ses ravages, et Doublet en observait néanmoins une épidémie à l'hôpital Necker. Changez d'ailleurs les maternités de place, et la maladie ira chercher les nouveaux hôpitaux créés. N'en avons-nous pas un exemple récent dans l'hôpital Lariboisière, qui, à peine ouvert, était envahi par la fièvre puerpérale? Ce fait prouve une fois de plus que la fièvre puerpérale se montre fréquemment dans toutes les maternités des grandes villes, et que l'emplacement sur lequel elles sont construites n'entre pour rien dans la production de la maladie.

Serait-ce aux bâtiments eux-mêmes et à l'insalubrité qui peut en résulter qu'est due la maladie? Nous ne le pensons pas davantage. Dans l'année 1855, l'administration des hôpitaux, justement préoccupée de cette question, faisait aérer plus largement les salles ; tous les murs étaient peints à l'huile, de manière à les rendre réfractaires à l'imprégnation des miasmes et à faciliter leur lavage ; pendant ce temps tout le matériel était changé ou largement aéré, et pourtant quelques mois à peine s'étaient écoulés, que des malades étaient frappées en grand nombre. La fièvre puerpérale n'est donc pas une maladie endémique, puisqu'elle naît, dans tous les pays, dans chaque maternité capable de recevoir un grand nombre de femmes, bâtie en quelque lieu que ce soit; puisque sa production est indépendante de la construction des bâtiments et des dispositions hygiéniques aussi bonnes que possible qui peuvent en résulter, bien que toutes les précautions qui améliorent la salubrité fassent diminuer le nombre des malades, résultat qui serait également vrai pour toute autre maladie.

Si, dans les salles de la Maternité, on pouvait n'accoucher qu'une femme de loin en loin, il est évident que la mortalité n'y serait pas plus grande qu'ailleurs, et, dans ces circonstances cependant, l'influence endémique, si elle eût existé auparavant, devrait rester la même. Cette discussion nous a paru utile, parce que quelques auteurs ont regardé et regardent la fièvre puerpérale comme une maladie endémique, et cette opinion nous paraît complétement erronée.

§ X. — *Epidémie.*

La fièvre puerpérale est souvent sporadique, mais elle acquiert en certaines circonstances le triste privilége de se propager à un grand nombre de malades. Pendant l'année 1856, nous avons eus à la Maternité de Paris, l'occasion de suivre une de ces épidémies, il suffit, pour s'en convaincre, de jeter un coup d'œil sur le tableau suivant qui offre le chiffre des

décès pour chaque mois de l'année en regard du nombre des
accouchements.

	Nombre des accouchements.	Décès.
Janvier	251	7
Février	266	7
Mars	327	7
Avril	315	32
Mai	32	31
Juin	31	0
Juillet	146	6
Août	206	4
Septembre	202	14
Octobre	64	13
Novembre	162	6
Décembre	235	4
Du 13 avril au 10 mai	»	59

Ce n'est pas seulement dans les hôpitaux que sévissent ces
épidémies; elles se manifestent parfois dans les villes, dans
les villes de province, ainsi que, il y a peu de temps, le décri-
vait le docteur Zandyck (1).

« C'est ainsi, par exemple, qu'on voit, en 1819, la fièvre
puerpérale régner à la fois à Vienne, Prague, Dresde, Wurtzbourg, Bamberg, Ansbach, Diligen, dans plusieurs villes
d'Italie, à Lyon, Paris, Dublin, Glascow, Stirling, Stockholm,
Pétersbourg. Il est assez curieux également de voir quelques-
unes de ces épidémies s'étendre aux femelles mêmes des animaux domestiques, aux chiennes, par exemple, dans l'épidémie observée à Londres en 1787 et 1788, et dans celle de 1821
à Édimbourg, ainsi qu'aux vaches qui vêlèrent à cette époque
dans plusieurs parties de l'Écosse, enfin aux poules pon-
deuses des environs de Prague dans l'épidémie de 1835 (2). »

(1) *Étude sur l'épidémie de fièvre puerpérale qui a régné à Dunkerque
en 1854 et en 1855*, Paris, 1856.

(2) Danyau, *Bulletin de l'Académie de médecine*, t. XXIII, Paris, 1858,
p. 550.

Il n'est pas rare de voir des femmes entrer à la Maternité déjà malades, et, pour elles, l'accouchement et le séjour à l'hôpital ne font que favoriser les progrès d'une maladie qui avait commencé auparavant.

Les villages, comme les villes, en sont parfois atteints, et pour en prendre un seul exemple dans un auteur justement célèbre, nous citerons le passage suivant de Lepecq de la Clôture : « On ne doit pas omettre un genre d'épidémie assez particulier qui régna dans la paroisse de Heugon, dans le cours de l'année 1767 ; elle ne s'étendit que sur les femmes en couches, dont le nombre était considérable, et leur fut si funeste, que de toutes celles qui eurent le malheur d'enfanter dans ce temps, pas une n'en fut exempte ; elles périrent toutes misérablement de la même manière. »

Il faut bien admettre dans tous ces cas, comme dans toutes les épidémies, l'action d'un principe général, inconnu dans son essence, appréciable par ses effets, qu'on a désigné sous le nom de *génie épidémique*. Sous son influence la maladie pourra revêtir telle ou telle forme, mais derrière ces variations elle restera la même avec ses principaux caractères.

L'encombrement des malades n'explique pas à lui seul ces épidémies, puisqu'elles sévissent quelquefois dans les villages, puisque souvent, quand les salles de la Maternité sont pleines, l'état sanitaire y reste excellent. Un principe contagieux, actif, serait lui-même impuissant à rendre compte d'une marche aussi variable, puisque souvent, au milieu de salles remplies de nouvelles accouchées, on voit un cas ou deux de fièvre puerpérale éclater sporadiquement, sans que la maladie atteigne un plus grand nombre de femmes. Des exemples semblables ne sont pas rares dans beaucoup d'autres maladies.

Dans l'étiologie des maladies épidémiques, on se perd en

conjectures et en recherches inutiles pour trouver une explication satisfaisante, on n'arrive qu'à un résultat négatif ; c'est
là le propre de toute épidémie d'obéir à une cause cachée et
impénétrable, qui échappe à nos investigations et à notre
action, et à ce titre seul la fièvre puerpérale mériterait d'être
rangée au nombre des maladies épidémiques.

CHAPITRE VIII.

CONTAGION.

De ce que la fièvre puerpérale est épidémique, il ne s'ensuit
nullement qu'elle ne puisse être soumise à une autre influence ; nous croyons au contraire que souvent elle devient
contagieuse.

Avant d'émettre une semblable opinion dans notre thèse,
nous avions hésité, à cause du peu d'appui que nous avions
trouvé dans les auteurs : la plupart ne parlent même pas de
la possibilité de la contagion, d'autres la nient sans discussion ou restent dans un doute systématique ; et c'est à peine
si nous en avions trouvé quelques-uns qui eussent timide-
ment osé dire qu'ils croyaient à son action, encore le nombre
en était si restreint, que nous n'avions osé dire quelle était
notre manière de voir, que parce que notre conviction était
bien arrêtée et basée sur des observations et des recherches
personnelles. Aujourd'hui, grâce à la discussion qui s'est
élevée à l'Académie, grâce à la courageuse initiative de ses
membres, la question a été débattue, et, si tout le monde n'est
pas convaincu, un grand nombre d'académiciens acceptent
comme un fait démontré la propagation de la fièvre puer-

pérale par contagion. J'écrirai donc ce chapitre avec plus
de certitude et de liberté, sans oublier toutefois combien sont
difficiles toutes les questions qui se rattachent à l'étude de la
contagion, et que souvent c'est avec vraisemblance que les
opinions les plus contradictoires peuvent être soutenues.

§ I. — *Comparaison de la mortalité dans les hôpitaux et dans la pratique civile.*

Tous les médecins des hôpitaux de femmes en couches
ont été justement effrayés par le grand nombre des décès, et
nous n'avons pas été plus heureux. Les chiffres suivants,
recueillis pendant l'année 1856, en donneront une idée :

A la Maternité...... 2237 accouchements,   132 décès.
A la Clinique   630   —   51 —

Pendant que ces deux hôpitaux étaient fermés, une partie
des femmes étaient dirigées sur l'hôpital Cochin, et on y vit
à peu près la même mortalité ; les documents en ont été publiés
dans l'excellente thèse de mon collègue et ami, le docteur
Barbrau (1) :

	Accouchements.	Décès.
Hôpital Cochin. { Du mois de mai au mois d'août......	118	6
Du mois d'octobre au mois de novemb.	88	10

Les choses sont heureusement bien différentes dans la
pratique de la ville ; nous avons, à la mairie du 12e arrondissement, dans lequel se trouve la Maternité, compulsé les
registres de la même année, et nous avons trouvé :

Clientèle civile........ 3,222 accouchements, 14 décès.

Encore nous devons ajouter que, sur ces 14 décès, 4 femmes étaient mortes, il est vrai, chez elles, mais après avoir été
accouchées à la Maternité, d'où elles étaient sorties malades.

(1) Barbrau, *Thèse de Paris*, août 1857.

Pour obtenir un résultat aussi exact que possible, nous avons feuilleté le registre des décès, acte par acte, et chaque fois qu'une femme était morte de 15 à 50 ans, nous avons recherché dans le registre des naissances, soit à son nom, soit à celui de son mari, si elle était accouchée dans le mois qui avait précédé sa mort, et nous avons considéré comme morte de fièvre puerpérale chaque femme qui s'est trouvée dans cette condition : cette manière de procéder n'a donc pu que grossir le chiffre de la mortalité et nullement le diminuer. Nous avons pu éviter ainsi le reproche, qu'on a adressé à ces sortes de recherches, de ne porter que sur le résultat consigné par des médecins désireux quelquefois de cacher un insuccès dans la pratique des accouchements. Nous avons établi notre relevé avec tout le soin possible, et ce qui nous a montré que nos recherches avaient été scrupuleusement faites, c'est que nous avons trouvé ainsi le décès de toutes les femmes qui avaient succombé à la Maternité.

Nous croyons donc notre statistique aussi juste que possible ; mais, comme tous les résultats fournis par cette méthode, elle est entachée de quelques inexactitudes que nous avons le premier signalées dans un travail antérieur (1).

Notre statistique n'a porté que sur les femmes accouchées d'enfants vivants, et la mort du fœtus dans le sein de sa mère a été regardée comme une cause puissante de fièvre puerpérale ; nous sommes, comme on sait, loin de partager cette opinion, quoi qu'il en soit, nous aurons soin d'en tenir compte dans le tableau de comparaison, et nous n'y ferons pas figurer les femmes accouchées à la Maternité d'enfants mort-nés ; nous pensons que le résultat auquel nous sommes arrivé n'aurait pas été modifié, s'il eût porté en même temps sur les mères

(1) *Thèse*, Paris, 1857.

des enfants mort-nés, et nous avons cru inutile de faire ce travail, très-difficile et très-long.

Une autre erreur, impossible à éviter, tient à la pénurie de la plupart des familles logées dans le XIIe arrondissement : les ressources sont épuisées par les frais de l'accouchement, et quand survient une maladie, la nouvelle accouchée est envoyée à l'hôpital, où elle succombe quelquefois, et le chiffre de la mortalité à domicile s'en trouve allégé. Cette erreur doit cependant être minime dans le compte rendu des médecins du bureau de bienfaisance, et sur 712 accouchements ils n'ont eu que 5 décès à déplorer.

Le tableau suivant résume nos recherches statistiques :

Maternité	Accouchements	2237
	Décès par suite d'affections diverses	12
	Décès de femmes accouchées d'enfants mort-nés.	6
	Décès par suite de fièvre puerpérale	114
	Total des décès	132
Clientèle de la ville. (XIIe arrondissement.)	Accouchements	3222
	Femmes accouchées à la Maternité et mortes en ville	4
	Femmes accouchées et mortes à domicile	10
	Total des décès	14

Si nous comparons le nombre des accouchements et le nombre des cas de mort, en prenant les chiffres 2237 et 114, et les chiffres 3222 et 10, nous aurons la proportion suivante dans la mortalité :

Maternité	1/19,62
Clientèle de la ville (XIIe arrondissement)	1/322,20
Hôpital de la Clinique	1/19
Hôpital Cochin. { De mai à août	1/19,66
{ D'octobre à novembre	1/8,8
Bureau de bienfaisance du XIIe arrondissement	1/142

Il y a donc autant de différence entre la mortalité de la Maternité et celle de la ville, pour le même arrondissement, qu'il y a de différence entre les chiffres 322 et 19, c'est-à-dire qu'elle est 17 fois plus considérable à l'hôpital qu'à domicile.

Si nous n'avons pas évité l'erreur qui tient au transport des femmes malades dans un hôpital, après qu'elles ont fait leurs couches chez elles, nous croyons cette erreur à peu près compensée par les maladies non puerpérales auxquelles ont dû succomber quelquefois les femmes de la ville ; dans l'impossibilité d'une vérification exacte, nous avons supposé que toujours la mort avait été déterminée par la fièvre puerpérale, et le chiffre de la mortalité à domicile a dû s'en trouver indûment grossi.

D'une autre part, il arrive malheureusement, dans la pratique particulière, que des femmes succombent par défaut de soins, et, dans les 10 décès que nous avons relevés, nous avons eu précisément l'occasion de voir l'une de ces femmes, qui mourut par suite de l'incurie et de l'ignorance des personnes qui étaient chargées de l'accouchement. A la Maternité, cette mort eût été probablement évitée par les soins éclairés qui sont donnés à toutes les femmes.

Quel que soit d'ailleurs le nombre des femmes accouchées chez elles, qui aient succombé ensuite à l'hôpital, il ne comblerait jamais la différence trouvée ; les chiffres qui la traduisent la mettent suffisamment en relief, et disent assez quelle est son importance pour qu'il soit inutile d'y insister plus longtemps.

Dans la discussion de l'Académie (1), M. P. Dubois m'a fait l'honneur de mentionner ces recherches, et, après avoir rappelé les inexactitudes dont nous venons de parler, il a fait remarquer que cette heureuse proportion, de 1 cas de mort sur 322 accouchements, lui paraissait plus favorable que

____

(1) *Bulletin de l'Académie de médecine*, t. XXIII, séance du 4 mai 1858.

celle que l'on observe dans les meilleures conditions de salubrité, d'aisance et de fortune dans la pratique privée. Cette objection, dont je ne veux pas atténuer la valeur, est une nouvelle preuve de l'infidélité de la statistique ; mais que M. P. Dubois me permette de faire appel à ses souvenirs, j'en suis sûr, dans sa pratique privée, l'illustre accoucheur n'a jamais perdu 1 malade sur 19 nouvelles accouchées, comme à la Maternité. En entreprenant ces recherches, je n'ai pas eu la prétention d'arriver à un résultat mathématique, j'ai seulement voulu mettre hors de doute, par des preuves irrécusables, que la mortalité était beaucoup plus grande dans les hôpitaux qu'en ville, et tout le monde, je crois, sera d'accord avec moi. Les recherches récentes de M. Trébuchet ont d'ailleurs confirmé les miennes (1).

§ II. — *Propagation dans les hôpitaux.*

Nous avons déjà dit ailleurs que la fièvre puerpérale n'est pas endémique, et lorsqu'une maladie sévit dans un espace aussi restreint qu'un hôpital, à la Maternité, par exemple, et à la Clinique, sans se répandre dans le XIIe arrondissement, elle ne peut être regardée comme uniquement produite et propagée par l'influence épidémique qui devrait se faire sentir beaucoup plus loin.

C'est un fait connu et établi depuis longtemps que les nouvelles accouchées meurent en plus grand nombre dans tous les grands hôpitaux, qui leur sont consacrés, que dans la ville, et Johnson a dit : « J'observe que cette maladie se rencontre plus souvent dans les hôpitaux des femmes en couches que dans les maisons particulières. En voilà, selon moi, la

____

(1) Velpeau, *Bulletin de l'Académie de médecine*, Paris, 1858, t. **XXIII**.

véritable cause, c'est que quelque précaution que l'on prenne dans les hôpitaux, l'air doit y être plus ou moins imprégné de miasmes putrides qui se répandent dans la salle et s'attachent aux meubles (1). »

On ne peut pas attribuer au génie épidémique une action élective pour les hôpitaux, et nous croyons que c'est dans l'infection et la contagion qu'il faut chercher la cause qui seconde si puissamment la force productrice de la maladie.

Quand on voudra nettement définir, pour les séparer, l'infection et la contagion, des discussions sans fin surgiront à coup sûr. L'infection, lorsqu'elle tient à la décomposition des matières végétales ou animales, ou à l'accumulation d'hommes sains, ne peut être confondue avec la contagion ; mais, lorsqu'elle dépend d'émanations qui proviennent d'organismes malades, et qui vont engendrer une maladie semblable à celle qui en a été le foyer primitf, nous croyons que c'est une discussion de mots que de chercher à séparer l'infection de la contagion : la maladie n'en aura pas moins été transmise d'un individu malade à un individu sain, n'importe par quel moyen. D'ailleurs les maladies infectieuses deviennent souvent contagieuses, comme on peut l'observer pour le typhus et pour la pourriture d'hôpital ; pourquoi n'en serait-il pas de même pour la fièvre puerpérale?

Les premières malades atteintes ne développent pas infailliblement la maladie par leur contact immédiat avec d'autres accouchées, mais elles la propagent en viciant l'air par des émanations *particulières*, et d'une façon telle que cet air agira par une sorte d'infection *spéciale* pour produire la même maladie. Si l'on veut ici nier la contagion pour n'admettre que l'infection, je le répète, ce n'est qu'une querelle de mots.

(1) Johnson, *Avis aux femmes enceintes*, p. 175.

Souvent les maladies, la dyssenterie, par exemple, qui à l'états poradique ne sont pas contagieuses, le deviennent lorsqu'elles règnent épidémiquement, soit parce que l'acuïté de la maladie est plus grande, soit parce que l'altération de l'air, par le nombre des malades et les miasmes plus nombreux qui s'en dégagent, est portée à un assez haut degré. Ce sont ces raisons qui font sans doute que la fièvre puerpérale ne paraît évidemment contagieuse que lorsqu'elle sévit par épidémie, et surtout dans les hôpitaux.

Nous dirons enfin que si l'infection jouait un grand rôle dans la production des fièvres puerpérales, les améliorations des hôpitaux, en diminuant les mauvaises conditions hygiéniques qui peuvent favoriser l'infection, auraient dû entraîner une diminution notable dans la mortalité, qui reste cependant considérable, et qui n'a que peu diminué depuis Tenon, si nous nous reportons au triste état des nouvelles accouchées, par le tableau que cet auteur nous en a laissé :

« L'emploi des femmes grosses renferme 67 grands lits et 37 petits; ils étaient occupés, le 12 janvier 1786, par 175 femmes grosses ou accouchées, et par 16 femmes de service. La situation des nouvelles accouchées est encore plus déplorable; elles sont de même deux, trois, quelquefois quatre dans le même lit, les unes à une époque de leurs couches, les autres à une autre époque. N'est-ce pas dans ces lits que sont confondues les accouchées saines avec les malades, avec celles qui sont atteintes de cette fièvre puerpérale qui en fait tant périr? Quelle santé tiendrait à cette affreuse situation? Quelle maladie n'en serait pas accrue? Enfin, qu'on entr'ouvre ces lits de souffrances, il en sort, comme d'un gouffre, des vapeurs humides, chaudes, qui s'élèvent, se répandent, épaississent l'air, lui donnent un corps si sensible, que le matin, en hiver, on le voit s'entr'ouvrir à mesure qu'on le traverse, et on ne le traverse point sans un dégoût qu'il est impossible de surmonter (1). »

La mortalité des femmes en couches placées dans cette situation déplorable était de 1/15, et nous la voyons encore aujourd'hui, à la Maternité et dans la plupart des autres hôpitaux, atteindre le chiffre de 1/19. La différence n'est nullement en rapport avec l'état actuel de nos hôpitaux ; la mortalité n'a pas diminué en raison directe des améliorations hygiéniques ; nous devons donc croire que les malades restent soumises à une cause puissante, la contagion, qui marche parallèlement à l'influence épidémique.

Ce n'est guère dans les hôpitaux qu'on peut rassembler des faits probants en faveur de la contagion, cependant quelques observateurs ont cru saisir des indices assez précis : « Lorsqu'il fut question d'évacuer la Maternité sur l'Hôtel-Dieu annexe, l'on se demanda si l'on devait disperser les femmes enceintes dans divers services de l'hôpital, ou bien créer une salle spéciale où toutes les femmes seraient réunies. L'on s'arrêta au dernier projet. C'était rentrer dans des conditions analogues à celles qu'offrait la Maternité ; aussi les résultats obtenus sont-ils remarquables.

« Sur 67 femmes accouchées dans le service spécial, et venant toutes de la maison d'accouchement, nous avons eu 14 décès.

« Sur 21 femmes accouchées dans le service de médecine, et venant toutes de la ville, nous n'avons eu qu'un seul décès (2). »

En 1856, le même fait s'est reproduit, et les femmes qui ont été envoyées de la Maternité à l'hôpital Lariboisière, où

---

(1) Tenon, *Mémoire sur les hôpitaux de Paris*, p. 238.
(2) Bidault et Arnoult, *Gazette médicale*, 1845.

il ne régnait pas encore d'épidémie, y succccombèrent presque toutes.

On ne peut guère expliquer des faits pareils qu'en admettant un miasme contagieux que les femmes auraient emporté avec elles, puisqu'elles se trouvaient, par le changement de lieu, soustraites à l'action endémique ou épidémique qui pouvait les rendre malades à la Maternité.

Nous avons été nous-même le témoin de faits qui nous semblent ne laisser aucun doute, et dans lesquels l'empoisonnement a été assez intense pour déterminer l'évolution de la maladie chez deux élèves sages-femmes qui soignaient les malades. Ces deux faits font le sujet des observations I et II.

Dans le premier cas, une élève, de constitution très-robuste, eut ses règles dans les premiers jours du mois de mai ; depuis cette époque elle éprouva du malaise, de l'inappétence, et quelques jours après on vit se développer une maladie exactement semblable à celle que nous observions chez les nouvelles accouchées ; la malade fut emportée en trois jours, et à l'autopsie on trouva le péritoine rempli de sérosité purulente ; l'utérus était parfaitement sain, et sa cavité ne contenait qu'un peu de mucus filant et transparent.

Dans le second cas il s'agit d'une autre élève qui, au milieu de l'époque menstruelle, fut prise d'accidents semblables ; elle fut pendant longtemps très-gravement malade, mais elle finit enfin par se rétablir.

A ces deux observations, nous joindrons un passage dans lequel un fait semblable a été rapporté : « Pendant une épidémie de fièvre puerpérale, à la Maternité, une élève-sage-femme était chargée d'une nouvelle accouchée atteinte d'une métro-péritonite des plus graves ; un matin, cette élève, en donnant à la malade les soins spéciaux que nécessitait sa situation, fut vivement impressionnée et comme suffoquée par les émanations qui s'échappèrent lorsqu'elle souleva la couverture du lit ; le soir même, un frisson intense se déclara, le ventre devint très-douloureux, le pouls petit et fréquent ; il survint des vomissements verdâtres, de la diarrhée, enfin tous les symptômes d'une fièvre puerpérale des mieux caractérisées; la mort arriva en quarante-huit heures. On rencontra à l'autopsie les altérations que présentent habituellement les cas de ce genre, seulement le tissu de l'utérus n'était pas altéré. M. Depaul put constater, en outre, que non-seulement cette jeune fille ne se trouvait dans aucune condition de puerpéralité, mais qu'elle présentait même tous les signes physiques de la virginité. Un tel fait n'autorise-t-il pas à admettre que, pendant une épidémie violente de fièvre puerpérale, cette maladie est contagieuse même pour des femmes non enceintes et non récemment accouchées (1)? »

Nous venons de rapporter trois exemples de fièvre puerpérale transmise à des femmes dont l'utérus était à l'état de vacuité. Comment expliquer cette transmission de la maladie, je le demanderai, si ce n'est par la contagion? Ces trois jeunes filles auraient-elles succombé, si elles n'avaient pas soigné les femmes malades, et chez elles la fièvre puerpérale aurait-elle éclaté sous l'influence épidémique seule? Évidemment non, et personne ne le croirait. C'est en vain qu'on chercherait à éluder la conclusion qu'on doit fatalement tirer de ces faits en les rapportant à l'infection; car lorsque des malades, soit isolés, soit agglomérés, empoisonnent l'air de telle sorte que les personnes qui les entourent contractent la même maladie, le résultat est dû à la contagion.

Ces trois observations ne sont pas les seules. MM. Dubois et Danyau ont observé des faits semblables (communication

____

(1) Depaul, *Union médicale*, 1855, n° 26, p. 107.

orale), et M. Voillemier en cite un exemple observé à la Maternité en 1838. Burns dit aussi que des femmes non mariées qui soignaient les malades sont mortes avec les symptômes de la fièvre puerpérale (1).

Il est vraiment fâcheux que tous les faits de ce genre n'aient pas été publiés, car leur intérêt est immense, soit qu'on apprécie la nature de la fièvre puerpérale, soit qu'on recherche suivant quel mode elle se propage. Le docteur Gallard a parfaitement compris cette importance, et comme notre collègue et bon ami est un localisateur par excellence, et qu'il ne croit guère à la contagion de la fièvre puerpérale, il a dirigé surtout ses attaques contre les observations de fièvre puerpérale développée chez des élèves sages-femmes, dans un travail fort important, dans lequel il a fait la revue et l'analyse critique des travaux des élèves de l'école de la Maternité (2).

Les objections du docteur Gallard sont exprimées avec une telle courtoisie, et parfois avec une bienveillance si amicale, que j'aurais presque honte de les réfuter, si elles n'attaquaient pas la clef de voûte, si je puis parler ainsi, de ma thèse.

J'aurai toujours sur M. Gallard l'avantage immense d'avoir vu les faits dont il n'a pu lire que la relation ; la signification que je leur ai accordée était celle que lui donnaient au lit des malades MM. Danyau et Delpech ; l'épidémie était à son apogée, et nous n'avons vu aucune différence entre la maladie des élèves et celle des femmes en couches. Jamais cette extension de la fièvre puerpérale aux élèves ne se montre que lorsqu'elles soignent des malades, c'est donc une erreur de n'y voir qu'une péritonite ordinaire, qui aurait aussi bien éclaté en toute autre circonstance. M. Gallard sait bien, qu'élève du même maître que lui, j'ai défendu autre-

<hr>

(1) Burns, *Traité des accouchements*, traduction française, Paris, 1855.
(2) T. Gallard, *Union médicale*, juillet 1857.

fois les idées qu'il conserve encore; je suis persuadé que s'il avait été le témoin des mêmes faits, il défendrait aujourd'hui la même opinion que moi.

Nous avons déjà dit que les enfants nouveau-nés, qui présentent aussi des conditions favorables au développement de la fièvre puerpérale, périssent en grand nombre ; c'est ainsi qu'à la Maternité, sur 302 enfants nouveau-nés morts pendant l'année 1856, 78 succombèrent du 1er avril au 10 mai, pendant que l'épidémie sévissait sur les femmes; c'est dans ces quarante jours seulement que le chiffre de ces décès dépassait le quart des morts de l'année entière; les enfants des femmes bien portantes mouraient en aussi grand nombre que les enfants des femmes malades; ces derniers, en effet, n'ont été qu'au nombre de 35 seulement sur 78. Nous parlons ici de la mortalité générale, sans diagnostic de maladie, car nous n'avons pas recueilli ces observations, bien que nous ayons souvent vu, comme notre ami le docteur Lorain, des lésions identiques à celles de la fièvre puerpérale.

Comment expliquer une pareille mortalité, si ce n'est par la transmission de la maladie des mères aux enfants? Quand l'état sanitaire d'une maison d'accouchement est bon, les enfants n'y meurent qu'en petit nombre, quand une épidémie sévit sur les nouvelles accouchées, les enfants succombent en grand nombre et de la même maladie. Là où il n'y a pas de femmes en couches, on n'observe pas chez les enfants l'affection si bien décrite par M. Lorain. Voit-on en effet, à l'hospice des Enfants trouvés, voisin de la Maternité, des épidémies de fièvre puerpérale ou de péritonite? J'ai été pendant deux mois à l'hospice des Enfants trouvés, M. Lorain y avait passé une année entière avant d'aller à la Maternité, et nous n'y avons jamais, ni l'un ni l'autre, rien vu de pareil.

C'est au voisinage des femmes atteintes de fièvre puerpé—

râle qu'est due la transmission de cette maladie aux enfants nouveau-nés et aux élèves sages-femmes. Cette vérité est pour moi incontestable, et je suis si bien convaincu que je voudrais voir mon opinion acceptée par tout le monde; j'espère du moins qu'elle se propagera.

L'évidence de la contagion dans la production d'une maladie est irréfutable lorsque des individus, placés en dehors des mêmes influences, contractent la même maladie par contact immédiat. Il est presque impossible qu'on trouve cette preuve pour la fièvre puerpérale dans la clientèle civile. Les nouvelles accouchées, qui sont dans les conditions les plus convenables pour être contaminées, sont retenues dans leur lit par le fait même de leur accouchement, elles ne peuvent dès lors avoir aucun contact avec les femmes malades; c'est là, sans aucun doute, la raison principale qui a rendu indécise, jusqu'à ce jour, la question de la contagion de la fièvre puerpérale. Si le contact immédiat est possible, ce n'est guère que dans les hôpitaux, où les nouvelles accouchées sont réunies, et alors on explique la propagation de la maladie par l'épidémie ou par l'infection. C'est ainsi que M. le professeur P. Dubois, sans nier la contagion, a montré (1) qu'à l'hôpital des Cliniques, ce n'était ni dans les mêmes lits, ni dans les lits voisins, qu'on observait les cas de mort, mais que l'influence épidémique semblait égale dans les différentes parties de l'établissement.

A ces faits on peut en opposer d'autres, et dernièrement encore, mon ami, M. Siredey, interne des hôpitaux, me citait un lit de l'hôpital Lariboisière, dans lequel il avait vu successivement, et de suite, succomber trois nouvelles accouchées. Burns dit également que dans les hôpitaux de l'Angleterre on a pu suivre souvent les traces manifestes de la

(1) P. Dubois, *Bulletin de l'Académie de médecine*, 1858, t. XXIII, Paris.

contagion de la fièvre puerpérale. Je dirai enfin que dans les maladies évidemment contagieuses, et reconnues telles par tout le monde, la propagation ne se fait pas toujours de proche en proche, d'un lit aux deux lits voisins ; j'ai vu, pour la variole, par exemple, un malade, placé à l'extrémité d'une salle, transmettre la même affection à un malade placé à l'autre extrémité de la salle. La facilité avec laquelle les effluves contagieux doivent se déplacer avec les couches d'air rend facilement compte de ce transport à distance.

M. Jacquemier, qui s'est déclaré l'adversaire des contagionistes, a insisté sur ce point que les épidémies de fièvre puerpérale offrent, dans leur apparition, leur développement et leur marche, des caractères et des allures qu'elles perdraient sans aucun doute, si, une fois développées, l'infection ou la contagion venait contribuer à leur propagation et à leur entretien : « Si ces épidémies sont souvent annoncées « par des troubles puerpéraux divers, par quelques cas graves « isolés, souvent aussi elles débutent brusquement, et cessent « de même lorsqu'elles sont de courte durée. Si leur durée, « au contraire, est de plusieurs mois, elles présentent rare- « ment d'une manière uniforme, avant de s'éteindre définiti- « vement, une période d'accroissement, d'état stationnaire et « de décroissance. A une invasion brusque d'une durée va- « riable succède le plus souvent une cessation subite, et, « pendant la durée de la suspension, l'état sanitaire de l'éta- « blissement reprend son train habituel, ou est seulement « troublé par quelques accidents puerpéraux de peu de gra- « vité ou par quelques cas isolés ; puis retour soudain et nou- « velle intermittence. Dans les épidémies de longue durée, « les mêmes phénomènes peuvent se reproduire plusieurs fois « avant la cessation définitive de l'épidémie (1). »

(1) Jacquemier, *Gazette hebdomadaire*, 14 mai 1858.

Si la contagion était le seul mode de propagation de la fièvre puerpérale, M. Jacquemier aurait raison d'accumuler ces reproches contre elle, mais avant tout, personne ne le conteste, cette maladie est épidémique ; à l'influence épidémique, si bien dessinée par M. Jacquemier, vient s'ajouter la contagion. Les épidémies de rougeole et de scarlatine montrent dans leur marche des alternatives tout aussi irrégulières que celles de la fièvre puerpérale, et assurément on n'en déduira pas que ces maladies ne sont pas contagieuses.

§ III. — *Transport de la maladie par le médecin.*

Pour toutes les maladies contagieuses on peut soulever une question du plus haut intérêt, mais des plus graves : c'est celle du transport de la maladie par un médecin. Cette question a été soulevée pour la fièvre puerpérale, et les documents nécessaires à sa solution, si rares autrefois, se sont multipliés dans la discussion de l'Académie de médecine.

Lorsqu'un médecin a fait lui-même une autopsie de fièvre puerpérale, il est évident qu'il se trouve dans toutes les conditions favorables au transport du virus contagieux, s'il vient à faire un accouchement. C'est dans ces circonstances que M. Depaul a observé deux cas de transmission de la maladie, et il a eu le mérite et le courage de venir les raconter devant l'Académie. Voici ces deux faits : « En 1839, pendant mon internat à la Maternité, un jour que je venais de faire plusieurs autopsies de femmes mortes de fièvre puerpérale, on vint me chercher pour donner des soins à une dame en travail, dont l'habitation était assez éloignée de la Maternité. Avant de me rendre près d'elle, je pris toutes les précautions recommandées en pareilles circonstances ; je changeai de vêtements et me lavai les mains avec le plus grand soin : elles conservaient cependant cette odeur si tenace dont les imprègnent, pour plus de vingt-quatre heures, les autopsies de ce genre. Cette dame accouchait pour la seconde fois, sa délivrance fut naturelle et des plus faciles. Dans la soirée, sans qu'aucune imprudence pût l'expliquer, une violente fièvre se déclara, et bientôt apparurent tous les phénomènes habituels de la fièvre puerpérale, qui se termina très-rapidement par la mort, malgré tous les moyens que je mis en usage et les savants conseils de M. P. Dubois, que j'avais fait appeler en consultation. L'autopsie ne put être faite.

« En 1849, alors que j'étais chargé des fonctions de chef de clinique dans le service d'accouchements de la Faculté, étant à l'amphithéâtre, occupé à faire une autopsie de fièvre puerpérale, on réclama mes services pour une dame de la rue de l'Ancienne Comédie. Je pris les mêmes précautions que dans le cas précédent ; mais mes mains emportèrent la même odeur. Il s'agissait d'une septième grossesse, qui se termina avec promptitude et sans aucune complication. Tout alla bien jusqu'au soir ; mais alors éclatèrent les accidents de la fièvre puerpérale : frisson, douleur abdominale, etc. M. Dubois voulut bien encore m'aider de ses conseils, mais tous nos efforts furent inutiles ; cette malade succomba aussi rapidement que la première. Le cadavre ne fut pas ouvert (1). »

A ces deux exemples, M. Danyau a ajouté celui d'une jeune femme auprès de laquelle il fut, il y a quelques années, appelé en consultation par un interne qui l'avait accouchée immédiatement après avoir ouvert le cadavre d'une femme morte de fièvre puerpérale. Sa cliente était atteinte de la même maladie et ne tarda pas à succomber.

Ces faits ne laissent guère de doute sur la transmission de

____

(1) Depaul, *Bulletin de l'Académie de médecine*, t. XXIII, 1858, p. 404.

la fièvre puerpérale; mais ils sont rares, et sans la franchise des observateurs ils auraient passé inaperçus, tandis qu'au nombre des circonstances qui frappent particulièrement l'attention, dans les épidémies puerpérales, il faut placer la multiplicité des cas malheureux dans la clientèle d'un même accoucheur, pendant que d'autres praticiens n'ont aucun malheur à déplorer.

Pour aborder, en connaissance de cause, une pareille question, il faut avoir derrière soi une longue pratique, je ne peux donc mieux faire que de rapporter les faits que MM. P. Dubois et Danyau ont fait connaître (1) : Gooch raconte qu'un de ses confrères, qui avait perdu une de ses malades atteinte de fièvre puerpérale, en perdit deux autres successivement : il pensa qu'il avait peut-être transporté des effluves infectieux dans ses vêtements; il en changea, et il n'eut pas d'autres cas mortels.

En 1839, le docteur Renton, qui exerçait la médecine dans un district d'Écosse peu étendu, fit à M. Dubois la communication que voici, à l'occasion d'une épidémie de fièvre puerpérale dont il venait d'être le témoin : « Toutes les accouchées furent assistées par un de mes confrères et par moi; mais pendant que celles qui recevaient mes soins avaient des couches exemptes de complications, tous les cas funestes appartenaient à la clientèle de mon voisin, et cette circonstance était d'autant plus remarquable que, dans ces conditions exceptionnelles, nos clientèles s'étaient presque confondues, l'un de nous remplaçant l'autre en cas d'empêchement. Cette mauvaise fortune persistante produisit sur mon confrère une si pénible impression, qu'il se persuada qu'il serait coupable d'une action presque criminelle s'il ne résignait pas

____

(1) P. Dubois, *Bulletin de l'Académie de médecine*, t. XXIII, 1858.

ses fonctions; il me pria en conséquence de le remplacer auprès de ses clientes (1). »

L'heureuse étoile du docteur Renton ne l'abandonna pas; aucune femme ne succomba entre ses mains, malgré la difficulté de quelques accouchements, et bien qu'il visitât toutes les accouchées malades sans changer de vêtements.

La seule raison, au moins apparente, à laquelle il est permis d'attribuer des résultats aussi différents dans la pratique voisine de deux médecins consiste dans ce fait, que le confrère du docteur Renton s'était chargé du manuel des examens cadavériques.

Ces faits ne sont pas isolés; M. Danyau, avec une érudition qui lui a permis de puiser dans la plupart des écrits allemands et anglais, a pu en multiplier les exemples : « Gordon, qui a observé et décrit l'épidémie d'Aberdeen, dit que les cas de fièvre puerpérale existaient particulièrement dans la clientèle des praticiens qui en avaient traité dès le début, et chez les femmes soignées par des gardes qui avaient été antérieurement en contact avec des malades. Robertson cite le cas d'une sage-femme attachée à une institution charitable de Manchester en faveur des femmes assistées à domicile, et qui, en un mois, avait perdu 16 accouchées sur 30, tandis que les onze autres sages-femmes de la même œuvre n'en avaient pas perdu une seule sur 380 ! Le docteur King parle d'un chirurgien de Woolwich qui, en un an, eut 16 cas de mort, tandis que, parmi les accouchées de ses confrères, pas une seule ne fut atteinte. Ramsbotham dit avoir vu toutes les accouchées d'un praticien malades, tandis que rien de semblable ne s'observait dans la clientèle de ses voisins. Même remarque a été faite par Blundell, qui cite des exemples de 10 et 12 cas de faits graves ou mortels entre les mains de di-

(1) P. Dubois, *loc. cit.*

vers accoucheurs, et Davies, qui, en 1832, eut 12 cas de fièvre puerpérale successivement dans sa propre clientèle, tandis que tout se passait heureusement dans celle des autres (1). »

Je pourrais, avec M. Danyau, prolonger encore cette énumération, empruntée aux médecins étrangers, j'aime mieux rapporter quelques faits observés en France : « A Paris, divers praticiens m'ont fait part de ce qu'ils ont observé dans leur clientèle. L'un accoucha dans une semaine cinq femmes ; toutes tombèrent malades successivement, et trois succombèrent. Il n'avait été antérieurement en contact avec aucune malade, n'avait soigné aucun cas d'érysipèle de mauvais caractère, n'avait touché aucune matière putride, n'avait été présent à aucune autopsie. Un autre assista, dans l'espace de neuf jours, cinq femmes, dont la seconde eut une fièvre puerpérale médiocrement grave et qui guérit ; les quatre autres furent ensuite coup sur coup plus ou moins gravement atteintes, et l'une d'elles succomba (2). »

M. Botrel, qui a été l'un des plus rudes adversaires de la contagion, a complétement changé d'avis depuis qu'il a vu le fait suivant : Dans la ville de Saint-Malo, où il exerce, un accoucheur perdit rapidement sept femmes atteintes de fièvre puerpérale ; il ne voulut plus faire d'accouchements, et l'épidémie s'arrêta brusquement. Pendant la durée même de cette petite épidémie, les autres médecins de la ville firent des accouchements en grand nombre, et aucun d'eux n'eut de malheur à déplorer. J'ai appris ce fait de M. Botrel luimême, qui m'a autorisé à le publier.

La connaissance d'observations semblables doit rendre les accoucheurs extrêmement circonspects en temps d'épidémie. Les faits de contagion, après une autopsie, me paraissent évi-

(1) Danyau, *loc. cit.*
(2) *Id.*, *ibid.*

dents, et les séries de cas malheureux dans la clientèle d'un même accoucheur sont si nombreuses et si tranchées, qu'on ne peut guère les attribuer toutes à de bizarres coïncidences.

Je crois donc à la contagion; mais je ne veux pas lui assigner le rôle principal dans l'étiologie de la fièvre puerpérale. Il ne faut pas oublier qu'accuser les médecins et les accoucheurs, qui soignent une femme malade, de servir presque fatalement, et toujours, de moyen de transport au germe de la fièvre puerpérale, ce serait faire de cette affection la plus contagieuse de toutes les maladies. Il n'est pas de médecin et surtout de médecin d'enfants qui n'ait dans sa clientèle quelques cas de maladie contagieuse, telle que variole, scarlatine, rougeole; personne ne les accuse cependant de propager ces maladies, car ce serait vouloir empêcher toute pratique médicale; il deviendrait nécessaire qu'il y eût autant de médecins que de malades. C'est pour mettre les médecins en garde contre toute exagération que M. P. Dubois (1) a montré que les observations les plus futiles, les faits les plus incomplets, avaient servi, en Angleterre surtout, de prétexte pour admettre la contagion; il a rappelé que, dans sa longue pratique, il avait traversé quelquefois aussi des séries malheureuses, et qu'en 1855, après avoir vu la fièvre puerpérale se déclarer chez trois nouvelles accouchées, il avait disséminé, pour ainsi dire, sa clientèle; et pourtant, sur quatre accouchements, dont il avait confié le soin à autant de médecins différents, il survint encore trois cas de fièvre puerpérale. Si M. Dubois avait lui-même assisté toutes ses clientes, il eût été très-naturel d'attribuer cette succession de cas malheureux à la propriété contagieuse de la maladie, et de convertir

____

(1) *Bulletin de l'Académie de médecine,* t. XXIII, 1858.

en témoignages probants de contagion de simples coïncidences. C'est pour montrer quelle circonspection on doit ap-
porter dans un jugement semblable que le savant professeur
a dit : « La contagion, si elle est vraie, ce que je ne veux
pas contester, ne saurait avoir l'influence qu'on lui a prêtée.
Aussi ne puis-je admettre qu'avec une certaine incrédulité
une partie au moins de ces récits de cas malheureux se suc-
cédant avec une désespérante continuité dans la clientèle d'un
seul praticien.

« Cette réserve serait justifiée, à mes yeux, par cela seul
que les témoignages invoqués me paraîtraient inspirés par
des idées scientifiques inexactes; elle me paraît l'être, à plus
forte raison, si ces témoignages sont en désaccord avec ma
propre expérience (1). »

Les limites dans lesquelles il faut circonscrire l'action du
principe contagieux sont mal déterminées; il faut donc con-
trôler avec sévérité les faits invoqués. Dans une question de
cette importance, et qui a un si grand retentissement, il faut
craindre de dépasser la vérité, et de se laisser entraîner trop
loin. Je crois à l'influence de la contagion dans un assez
grand nombre de cas; mais, en formulant mon opinion, j'ai
voulu rapporter ici les documents qui servent de point de départ à ce débat, de telle sorte que chacun pourra les apprécier.

En admettant que la fièvre puerpérale est contagieuse,
nous sommes conduits à croire qu'elle produit un virus capable de la propager. L'existence d'un miasme contagieux
ne nous paraît pas douteuse, mais elle nous est démontrée par
le raisonnement seul, et nous ignorons sous quelle forme il se
présente et quelle est sa nature. Les anatomistes ont remarqué depuis longtemps que les piqûres qui succèdent aux

____

(1) P. Dubois, *Bulletin de l'Académie de médecine*, 1858, t. XXIII, p. 641.

autopsies des femmes mortes de fièvre puerpérale ont une gravité plus grande que lorsqu'elles ont lieu pendant d'autres dissections. Ce fait pourrait prouver, à lui seul, que les liquides produits par la fièvre puerpérale contiennent un poison énergique ; de là à l'existence d'un virus il n'y a qu'un pas.

Il est probable que les poumons, par leur étendue et leur activité, offrent des conditions favorables à l'absorption, et que souvent, sinon toujours, c'est par eux qu'a lieu l'empoisonnement ; la contagion se produirait comme dans la plupart des cas de variole. Dans les faits, au contraire, dans lesquels l'accoucheur semble porter avec lui le virus qui lui imprègne les mains à la suite d'une autopsie, nous pensons que l'inoculation peut se faire dans les parties génitales, localement, de la même façon que l'inoculation du pus de la variole ou de la vaccine détermine aussi l'évolution de ces maladies.

Les auteurs qui ont admis la contagion de la fièvre puerpérale sont peu nombreux en France ; nous avons donc cru bien faire en insistant sur les matériaux que nous avions à notre disposition, car pour la plupart des médecins la question était restée indécise jusqu'à ce jour.

Dans les nombreux mémoires écrits sur les maladies des femmes en couches, nous avons souvent trouvé des discussions qui ont mené leurs auteurs à nier la contagion ; parmi eux nous avons remarqué MM. Tonnellé, Lasserre, Jacquemier, Lorain, Zandyck. Nous avons passé outre, parce que nous avons cru qu'on pouvait adresser à tous ces travaux un reproche collectif. Du moment que la contagion ne suffit pas à elle seule pour expliquer la fièvre puerpérale, on en rejette l'existence d'une manière absolue. A chaque instant enfin, les non-contagionistes montrent des femmes qui, placées dans toutes les conditions les plus favorables à la contagion, sont restées parfaitement bien portantes. M. Lorain a eu aussi ce tort dans l'appréciation des causes qui peuvent déterminer la mort chez l'enfant nouveau-né. Cette objection n'en est pas une, car partout et souvent on trouve des individus réfractaires non-seulement aux maladies contagieuses, mais encore aux inoculations virulentes, à l'action d'une épidémie; aucun pathologiste ne s'est avisé de dire qu'une maladie n'était pas épidémique parce qu'elle n'avait pas frappé toutes les personnes d'une même localité, sans exception. Pourquoi se servir de cet argument contre la contagion ?

Nous dirons avec Requin, que si l'on veut se figurer la contagion comme quelque chose d'absolu, d'inévitable, d'infaillible, on ne la verra nulle part dans la nature.

Si la fièvre puerpérale n'était qu'épidémique, elle causerait approximativement des ravages aussi considérables dans la clientèle civile que dans les hôpitaux, et nous avons montré une différence énorme dans la mortalité. L'empoisonnement puerpéral frappe non-seulement les femmes en couches et les femmes enceintes, mais il s'étend encore aux femmes et aux jeunes filles en dehors de ces conditions, et jusqu'aux fœtus et aux enfants nouveau-nés. Nous avons fait voir que l'infection est incapable de rendre compte d'une pareille extension, et que les précautions hygiéniques, qui ont fait disparaître les causes d'infection, n'ont que peu diminué le nombre des décès; nous croyons donc être dans le vrai en disant que la fièvre puerpérale est épidémique et contagieuse.

La contagion n'est sans doute que l'une des causes qui peuvent propager la fièvre puerpérale; il est possible même qu'elle ne se révèle que pendant les épidémies intenses, pour disparaître dans les cas sporadiques; mais telle qu'elle s'est présentée à notre observation, la fièvre puerpérale devient contagieuse.

TARNIER. 7

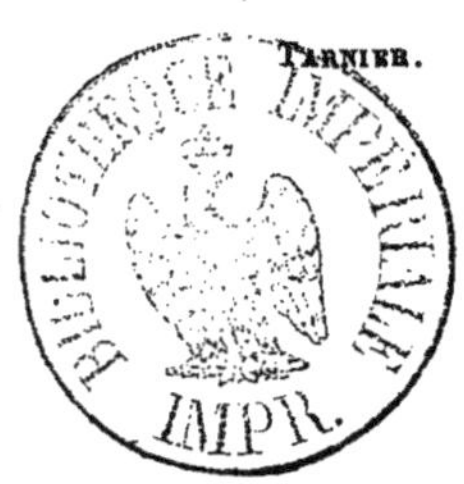

CHAPITRE IX.

PROPHYLAXIE.

Si jusqu'ici il a été impossible d'établir une médication efficace dans le traitement de la fièvre puerpérale, on peut du moins tracer des règles prophylactiques dont l'application a déjà donné d'heureux résultats, et qui, mieux étudiées, plus largement appliquées, pourraient diminuer considérablement le nombre des morts qui suivent les accouchements dans les grandes villes, et surtout dans les maisons spéciales aux femmes en couches. Nul sujet n'est, à coup sûr, plus digne d'attirer l'attention, car, trop souvent la mère ou l'enfant, souvent tous deux périssent victimes de la fièvre puerpérale.

Les épidémies de fièvre puerpérale sont si fréquentes, elles causent tant de ravages, le traitement est si impuissant, qu'il faut tourner toutes ses espérances vers la prophylaxie.

C'est par centaines qu'on empêcherait les pauvres femmes de succomber, chaque année, si l'administration et les médecins avaient à leur disposition des ressources suffisantes; mais ce n'est pas en quelques mois que l'on peut improviser les changements considérables que réclament les hôpitaux des femmes en couches. L'importance énorme des sacrifices pécuniaires fera qu'au lieu d'aborder les difficultés de front, on cherchera à les atténuer. Pour que l'administration ne s'égare pas dans ses tentatives, il est du devoir des médecins de désigner clairement, dès aujourd'hui, dans quel sens doivent être dirigés tous les efforts. L'Académie de médecine seule a une autorité suffisante dans des intérêts aussi grands, et l'importance du rôle qui lui est échu est énorme; mais je ne doute

pas que ses décisions n'amènent bientôt des perfectionnements considérables dans l'hygiène des femmes én couches.

Les deux causes les plus puissantes qui concourent à la
production de la fièvre puerpérale sont, en dehors de l'influence épidémique sur laquelle nous ne pouvons pas agir,
l'encombrement, ou plutôt la réunion d'un grand nombre de
nouvelles accouchées, et la contagion. Ces notions nous mènent directement à proposer quelques règles hygiéniques
qu'on peut résumer dans une recommandation unique : *Isoler autant que possible les nouvelles accouchées, les séparer les
unes des autres.* Ce précepte nous paraît avoir une si grande
importance que nous l'avions déjà pris pour épigraphe dans
le concours du prix Monthyon.

Nous avons montré que la mortalité des Maternités dépasse
de beaucoup la mortalité de la clientèle civile. On peut donc
se demander si, pour couper le mal dans sa racine, il ne faut
pas supprimer les hôpitaux spéciaux et les remplacer par l'assistance à domicile. C'est dans ce sens que l'un des membres
les plus autorisés de l'Académie a nettement formulé une pro-
position.

Si tout le monde reconnaît les inconvénients des hôpitaux,
Maternités ou autres, puisque la mortalité y est à peu près
égale, chacun aussi rend justice à leur utilité. Dans l'état de
notre société, dans les grandes villes surtout, il est impossible
de songer à faire disparaître complétement les hôpitaux de
femmes en couches. La plupart des femmes qui viennent
dans les Maternités y viennent non-seulement chercher des
soins éclairés, mais encore un refuge, et souvent un refuge
où elles puissent cacher leur faute ; presque toutes sont filles-
mères. Venues de la province pour être domestiques à Paris,
quand elles deviennent enceintes, elles ne trouvent ni domicile, ni parents disposés à les recueillir au terme de leur gros-

sesse. Que deviendraient-elles si elles ne trouvaient accès nulle part ? M. Danyau, qui a fait valoir toutes ces considérations en faveur des hôpitaux, a ajouté encore une objection de la plus haute importance : « A Paris, à Dublin, dans la plupart des villes universitaires de l'Allemagne, les hôpitaux et cliniques d'accouchements ne sont pas seulement des établissements d'assistance publique, ce sont encore des écoles où se forment annuellement un grand nombre d'élèves des deux sexes, qui vont ensuite répandre dans toutes les contrées les bienfaits de l'instruction théorique et pratique qu'ils y ont puisée..... La suppression des hôpitaux abaisserait le niveau de l'instruction pratique des médecins, nous ramènerait, en ce qui concerne les sages-femmes, au temps des matrones, et ne serait pas moins fâcheuse aux femmes indigentes des villes qu'aux pauvres femmes des campagnes (1). »

Loin de songer à supprimer les hôpitaux d'accouchements, il faut songer à en multiplier le nombre. On a remarqué partout, à Vienne surtout, que la mortalité augmentait rapidement avec le nombre des admissions ; il faut donc créer de petites Maternités, où les accouchements ne se feront qu'en petit nombre ; elles remplaceront, sans en avoir les inconvénients, les grandes maisons d'accouchements, vastes foyers toujours ouverts aux épidémies et aux miasmes contagieux.

C'est en accouchant chez elles, dans leur chambre, malgré la misère qui les entoure souvent, que les femmes enceintes trouvent le plus de sécurité. On doit donc s'efforcer d'établir des hôpitaux dans lesquels les nouvelles accouchées trouveront des conditions analogues à celles dans lesquelles elles sont placées quand elles accouchent à domicile. Pendant

______

(1) Danyau, *Bulletin de l'Académie de médecine*, t. XXIII, 1858, p. 571 et 572.

la durée des couches, les femmes ont besoin d'un plus grand espace, de plus d'air que dans n'importe quelle maladie. Les salles qui leur sont consacrées doivent être vastes, spacieuses, largement aérées; les lits ne doivent y être que peu nombreux; on ne devrait jamais rassembler plus de deux accouchées dans la même salle; mieux vaudrait encore n'en placer qu'une dans chaque chambre; cette heureuse disposition ferait rentrer la nouvelle accouchée dans des conditions analogues à celles qu'on rencontre dans la clientèle civile.

Réunir plusieurs femmes en couches c'est créer un danger imminent; n'en avons-nous pas un exemple frappant à l'hôpital Lariboisière? — Tout a été fait pour le bien-être des malades : salles vastes, largement aérées, murs peints à l'huile ou recouverts de stuc, lits espacés : rien n'a été négligé. On peut dire qu'il y a du luxe dans cet hôpital; mais on a commis la faute capitale de mettre dans la même salle vingt-huit femmes en couches, et la mortalité y est aussi considérable qu'à la Maternité ou à l'hôpital des Cliniques; le même insuccès s'observe à l'hôpital Beaujon.

Quand plusieurs femmes, les unes à la suite des autres, accouchent et séjournent dans la même chambre, dans le même lit, les murs et les objets de la literie finissent par être imprégnés d'effluves particulières, qui empoisonnent l'air et créent de détestables conditions hygiéniques. Pour parer à ce nouveau danger, j'ai souvent entendu mon maître, M. Danyau, insister sur l'importance d'une mesure, employée dans plusieurs hôpitaux de l'Angleterre, qui consiste à n'occuper les salles qu'à tour de rôle, à en laisser toujours une ou plusieurs vides, de telle sorte qu'après l'enlèvement de la literie chaque fois renouvelée, on peut les soumettre à une aération simple, mais prolongée; à un nettoyage minutieux, et même à des fumigations, suivies du blanchiment des murs à la chaux. Ces dispositions donnent en Angleterre les meilleurs résultats; on essaie aujourd'hui de les appliquer à l'hôpital des Cliniques et à la Maternité, et bien certainement on ne tardera pas à s'apercevoir de leur immense utilité.

Nous avons dit, en étudiant l'étiologie, que l'acclimatement jouait un grand rôle, et que chez les femmes qui avaient séjourné plus de dix jours à l'hôpital avant leur accouchement, la mortalité était beaucoup moins forte; nous avons vu en effet les femmes, habituées au genre de vie de l'hospice de la Maternité, être frappées en moins grand nombre que celles qui arrivaient dans les derniers jours de leur grossesse ou au moment du travail. Il est donc utile que l'on puisse recevoir les femmes enceintes avant la fin de leur grossesse. C'est là un moyen prophylactique des plus féconds en résultats; sa simplicité mérite d'attirer toute l'attention des médecins. Tôt ou tard, les réformes administratives suivront.

Avant tout il faut bien se persuader que les demi-mesures sont complétement inefficaces. Depuis longtemps l'administration des hôpitaux n'a reculé devant aucun sacrifice pour améliorer la salubrité de la Maternité de Paris; tous ses efforts sont restés tristement insuffisants. Pourquoi ne dirais-je pas comment je conçois la distribution d'un hôpital de femmes en couches? Les salles seraient parcourues dans toute leur longueur par des corridors ouverts à tous les vents; dans ces corridors s'ouvriraient des chambres suffisamment larges, bien aérées et *complétement séparées les unes des autres*. Chaque chambre ne recevrait qu'une seule malade.

J'admets qu'il faut quinze jours pour le rétablissement d'une femme dans des couches ordinaires; au bout de ce temps, la chambre où aurait eu lieu un accouchement serait fermée pendant quinze autres jours, pendant lesquels elle se-

rait aérée, ventilée et lavée avec soin ; après quoi elle se trou-
verait prête de nouveau.

Chaque chambre ne serait ainsi occupée que pendant la
moitié d'un mois ; le même lit ne pourrait donc recevoir
que 12 femmes dans l'année : de cette façon 50 lits suffiraient
cependant pour 600 accouchements.

Quand une femme deviendrait malade elle serait immédiatement transportée dans un pavillon bâti à part, dans lequel serait
établie une infirmerie avec un matériel et un personnel particuliers. Le médecin terminerait sa visite par cette infirmerie.

Les femmes enceintes seraient couchées dans des dortoirs
convenablement établis dans un troisième bâtiment.

En réunissant toutes ces conditions, avec un hôpital de
100 lits, en tout, on pourrait recevoir 600 femmes, quinze
jours au moins avant leur accouchement, et les soigner pendant tout le temps de leurs couches ou de leur maladie.

Malgré toutes les précautions, des épidémies éclateront encore ; on doit cesser alors de recevoir des femmes en couches,
mais il ne faut pas transporter celles qui sont déjà malades
dans d'autres hôpitaux, car on transporte la maladie avec
elles ; c'est ce qui est arrivé dans le fait rapporté par MM. Bidault et Arnoult.

Quand un médecin a fait une autopsie de fièvre puerpérale,
il doit éviter de donner des soins immédiats à une femme en
couches ; il doit changer de linge et se laver avec un soin particulier et faire usage de liquides désinfectants. Les exemples
de M. Depaul montrent qu'on ne saurait, dans ces circonstances, prendre assez de précautions ; je dirai avec M. Danyau : Nul ne pourrait, sans se rendre coupable d'une extrême imprudence et même d'un crime, passer de l'examen
d'une femme morte de fièvre puerpérale à la chambre d'une
femme en travail ou récemment accouchée.

Dans la pratique civile, dans les classes riches, il est prudent, en temps d'épidémie, d'engager les femmes enceintes à aller accoucher à la campagne, loin de tout foyer épidémique.

Les faits de transmission de la maladie dans une même clientèle sont assez nombreux pour imposer de grandes précautions à un accoucheur : « Je pense qu'il est pour lui du devoir absolu, dès qu'une fièvre puerpérale se montre dans sa clientèle, de redoubler de soins sur sa personne, de changer souvent de vêtements, de faire aérer, ou, suivant le procédé de Busch, de soumettre, s'il le faut, à l'action d'une haute température ceux qu'il vient de quitter, d'employer longuement les désinfectants, dans les cas surtout où ses doigts auraient été en contact avec des sécrétions morbides, de ne pas trop multiplier ses visites, et, pour que rien ne manque pourtant à la malade, de placer à demeure auprès d'elle un élève instruit qui le supplée dans les soins où il pourra être suppléé; qu'il évite d'aller de chez elle immédiatement chez les autres accouchées bien portantes, surtout chez celles qui sont dans leurs premiers jours de couches, enfin, qu'il sache s'arrêter à temps et s'éloigner, si, malgré toutes ces précautions, la maladie venait à s'étendre dans sa clientèle (1). »

L'urgence et la nécessité des mesures prophylactiques sont si bien démontrées, qu'on a fait appel à la thérapeutique, dans l'espérance d'y trouver une indication préventive. M. Piédagnel a cru, dans ces derniers temps, avoir trouvé un traitement qui s'opposerait au développement de la fièvre puerpérale : il administre, chaque jour, aux femmes qui arrivent à la fin de leur grossesse, une petite dose de sulfate de quinine et du sous-carbonate de fer ; les faits qu'il avait observés à l'Hôtel-Dieu lui avaient fait croire que cette médication avait

(1) Danyau, *Bulletin de l'Académie de médecine*, 1858, t. XXIII, p. 562.

une grande importance. Nous avons vu essayer ce traitement préventif à la Maternité, où il a été employé sur une large échelle, et non-seulement il n'a pas empêché le développement de la fièvre puerpérale, mais il a déterminé, dans un assez grand nombre de cas, des troubles assez sérieux, dans l'appareil digestif, pour forcer à suspendre son emploi.

CHAPITRE X.

TRAITEMENT.

Dans presque toutes les maladies générales épidémiques et contagieuses la médication est incertaine et peu efficace. Quand l'organisme a été troublé, perverti dans sa totalité, il est difficile de trouver un agent capable de le ramener à ses conditions physiologiques ; aussi tous les traitements ont eu leurs partisans, et ils semblent tous avoir réussi quelquefois. C'est que nous n'avons pas de traitement spécifique à opposer à la fièvre puerpérale, et les succès qu'on obtient dans certain cas dépendent de la forme de la maladie, qui peut être plus ou moins grave. Les émissions sanguines réussissent dans la forme inflammatoire, les évacuants dans la forme bilieuse ; il faut toujours tenir grand compte des variétés imprimées à la maladie par le génie épidémique.

§ I. — *Émissions sanguines.*

On sait que dans l'épidémie de 1856, la forme de la maladie n'a pas été inflammatoire ; aussi les émissions sanguines ont mal réussi ; presque toujours elles ont affaibli le pouls et aggravé les accidents généraux ; les émissions sanguines locales, largement appliquées, n'ont pas donné de meilleurs résultats que la saignée, et l'application des sangsues sur l'abdomen n'a eu pour résultat que de faire diminuer l'intensité des douleurs locales au détriment de l'état général.

Quand, au début, le pouls est plein, résistant, ample ; quand la face est colorée, les yeux brillants, les tissus injectés, une petite saignée ou quelques sangsues sur le ventre, quand il est douloureux, arrêtent tous les accidents qui simulent une fièvre puerpérale ; mais il ne faut répandre le sang qu'avec parcimonie et prudence ; car lorsque les forces faiblissent après une saignée, il est à peu près impossible de les relever.

Lorsque l'indication de tirer du sang est formelle, c'est dès le début qu'il faut le faire ; c'est une recommandation sur laquelle Burns insiste avec raison ; dans ce cas M. Paul Dubois préfère les sangsues à la saignée.

§ II. — *Évacuants.*

Depuis le succès obtenu par Doulcet, les vomitifs et les purgatifs ont été souvent employés, et ils ont souvent donné de bons résultats ; c'est dans la forme bilieuse surtout que par leur emploi on obtient quelquefois des succès inespérés.

La forme bilieuse n'a pas prédominé dans l'épidémie de 1856, et cependant les évacuants ont paru avoir des résultats avantageux ; administrés au début, ils ont souvent coupé court aux accidents, en provoquant des vomissements nombreux, des selles copieuses, et une sueur abondante. Quand les vomissements sont spontanés, l'administration de la poudre d'écorce de racine d'ipécacuanha, qui les active d'abord, les a souvent définitivement arrêtés.

Les purgatifs ont une action qui complète celle du vomitif, et souvent ils ont été employés l'un après l'autre.

La plupart de nos malades ont eu un vomitif, quelquefois deux ; le plus souvent la poudre d'ipécacuanha et le tartre stibié ont été associés dans la poudre vomitive. Les purtifs salins sont ceux que nous avons le plus souvent employés.

La méthode évacuante a cependant aussi ses inconvénients et ses dangers ; il ne faut pas l'appliquer indistinctement, sans besoin, à toutes les nouvelles accouchées. Nous avons quelquefois vu, à la suite des vomitifs et des purgatifs, survenir de la diarrhée qu'on avait peine à arrêter ensuite, et les femmes qui n'étaient qu'indisposées finissaient par tomber dangereusement malades. La diarrhée provoquée m'a souvent paru n'être pas étrangère à cette aggravation, et quand, dans ces cas, on veut revenir de nouveau aux évacuants, les accidents augmentent. Nous croyons donc que M. Beau est allé trop loin en établissant comme précepte qu'il faut administrer à toutes les femmes un éméto-cathartique, dans les premières heures qui suivent l'accouchement.

§ III. — *Mercuriaux.*

L'organisme est si profondément frappé dans la fièvre puerpérale, que les médicaments n'agissent plus ; la réaction qu'ils doivent déterminer ne peut plus avoir lieu ; aussi nous n'avons jamais vu survenir de salivation mercurielle, malgré l'emploi du calomel à doses fractionnées, et les onctions mercurielles dont on recouvrait presque toutes les malades. Le calomel détermine à la surface intestinale une sécrétion diarrhéique, l'onguent napolitain amène

à la peau de larges plaques d'hydrargyrie. Hors de cette
action locale et topique, l'effet des mercuriaux est nul, du
moins c'est ainsi que je l'ai jugé dans ces cas.

§ IV. — *Sulfate de quinine.*

L'emploi du sulfate de quinine dans le traitement de la
fièvre puerpérale n'est pas nouveau, mais puisque de nós
jours on a la plus grande tendance à négliger les faits anciens
pour ne s'occuper que de l'expérimentation actuelle, nous
n'examinerons que les observations récemment recueillies, et
dont les matériaux sont entre nos mains.

Au mois d'avril 1856, pendant l'épidémie qui sévissait à
la Maternité, M. Delpech essaya nombre de fois, chez seize
malades différentes, l'emploi du sulfate de quinine à haute
dose, sans aucun avantage. Un mois plus tard, le 25
mai 1856, M. Beau administrait à son tour le sulfate de
quinine, et entre ses mains ce médicament lui parut avoir
une utilité telle qu'il annonça à l'Académie que le sulfate de
quinine, employé à haute dose (un gramme) avait une grande
efficacité dans le traitement de la fièvre puerpérale (1).

On s'étonnera à bon droit de voir la même dose de sulfate
de quinine amener des succès à Cochin quand elle avait été
inefficace à la Maternité! Aussi M. Beau perfectionna-t-il
bientôt sa méthode, et pendant la fin de l'année 1856 le médicament fut plus largement administré; mon ami et collègue
le docteur Barbrau, alors interne de M. Beau, avait bien
voulu m'indiquer quelle était la méthode de son maître ; il a,

______
(1) *Bulletin de l'Académie de médecine,* t. XXI, p. 810.

depuis cette époque, consigné les mêmes faits dans son excellente thèse inaugurale.

M. Beau avait nettement formulé sa médication, et il attachait la plus grande importance à ce qu'elle fût appliquée dans son intégrité : administrer aux malades un évacuant, avant l'emploi du sulfate de quinine qui sera donné, en solution, à la dose de 1^{g}50 ou 2 gram. dans les 24 heures; la quantité du médicament sera augmentée ensuite ou diminuée suivant les accidents qu'on observera, mais toujours on devra les porter à une dose assez haute pour qu'elle détermine des vertiges, de la surdité ou du délire; ce n'est que lorsqu'il produit ses effets toxiques que le sulfate de quinine est véritablement utile ; l'ivresse quinique doit être entretenue pendant plusieurs jours. La potion, qui contient le sulfate de quinine, devra être prise en trois fois, dans les 24 heures, à intervalles à peu près égaux; il faut bien se garder de fractionner le médicament par petites quantités, son activité serait beaucoup moins grande.

Pendant les mois de septembre et d'octobre, nous avons eu l'occasion de mettre bien souvent en pratique ces préceptes; nous avons religieusement administré le sulfate de quinine avec les précautions indiquées, et j'ai recueilli quatorze observations qui se terminèrent par la mort des malades, malgré l'influence toxique du médicament. La marche de la maladie n'a pas été plus lente que de coutume et la terminaison funeste n'a pas été retardée; le pouls lui-même, qui, si souvent dans les autres maladies, baisse considérablement sous l'influence du sulfate de quinine, est resté fréquent : les pulsations ont oscillé entre 100 et 160. On trouvera ces observations plus loin.

Quelquefois aussi l'emploi du sulfate de quinine a été suivi de guérison ; mais une fois seulement l'état de la malade avait été grave. L'on remarquera de plus que toutes ces observations ont été recueillies au déclin de l'épidémie.

A la Maternité, administré de la même façon, le sulfate de quinine est donc loin d'avoir produit les mêmes succès qu'à l'hôpital Cochin; nous pouvons en conclure que les conditions des malades étaient différentes; après l'examen attentif des observations publiées par M. Barbrau, je me crois autorisé à penser que cette conclusion est légitime.

Dans les épidémies graves, comme dans celles que nous avons observées, la valeur thérapeutique du sulfate de quinine est nulle, ou du moins elle nous a paru telle. Depuis l'année 1856, M. Beau a apporté de nouveaux perfectionnements dans sa méthode, mais les bases fondamentales n'en ont pas été changées.

§ V. — *Moyens divers.*

Différents moyens ont été employés avec les émissions sanguines, les évacuants, les mercuriaux et le sulfate de quinine : des vésicatoires ont été appliqués sur l'abdomen dans l'intention de modérer la péritonite ; des onctions d'onguent napolitain associé à l'extrait de belladone ont été faites sur le ventre et à la face interne des cuisses; leur effet nous a paru douteux.

Dans quelques observations on trouvera consigné l'emploi d'un médicament non encore expérimenté dans la fièvre puerpérale, d'une solution d'acide chromique ou de bichromate de potasse. M. Delpech avait été guidé dans cette tentative par la pensée déjà émise que la fièvre puerpérale était peut-être produite par un ferment morbide, et la similitude de la plupart des ferments l'avait conduit à employer les préparations de chrome qui jouissent au plus haut degré du privilége d'arrêter certaines fermentations et la putréfaction en particulier. Personne ne sait mieux que M. Delpech, et il me l'avait fait observer à cette époque, quelle distance sépare les faits, même analogues, qui se produisent dans les êtres vivants, de ceux qui se passent dans les matières frappées de mort ; mais s'il est permis de chercher, de tenter mille et mille moyens, de se laisser guider par l'analogie, c'est, sans contredit, quand on se trouve en présence d'une effroyable épidémie, et que, pour la combattre, la science vous laisse complétement désarmé.

L'administration des préparations de chrome n'a pas été suivie de succès incontestable ; toutefois deux malades, gravement atteintes, ont guéri ; mais ce sont deux faits isolés qui ne se sont produits qu'au déclin de l'épidémie. Si l'on veut tenter de nouveau ce moyen, il ne faut employer les solutions d'acide chromique ou de bichromate de potasse qu'avec prudence et à petites doses ; en nous conformant à ces règles, nous n'avons jamais vu ces préparations déterminer d'accidents, mais elles causent assez souvent des vomissements qui suivent de près l'ingestion du médicament, et dans le seul cas où la muqueuse de l'estomac nous ait paru enflammée, la malade avait été soumise à cette nouvelle médication.

L'emploi des toniques est indiqué dans le but de relever les forces ; on doit alimenter les malades aussitôt qu'on peut le faire sans accident.

Les opiacés à petites ou à hautes doses peuvent calmer les douleurs, atténuer les souffrances, mais ils sont sans influence sur la guérison ; on peut rapidement élever les doses d'opium ou de laudanum ; les malades les supportent aisément.

Les moyens, dont nous venons de parler, ont été employés soit isolément, soit associés les uns aux autres ; on doit favoriser leur action en plaçant les malades dans de bonnes conditions hygiéniques, en prenant autour d'elles les plus grands soins de propreté; il faut laver les parties génitales avec des décoctions émollientes, faire, surtout quand les lo-, chies sont fétides, des injections vaginales chlorurées. Malgré le danger que peuvent entraîner les injections intra-utérines, MM. Piorry et Hervez de Chégoin n'ont pas hésité à en con-, seiller l'usage pour débarrasser l'utérus de la sanie qui favorise l'infection putride. Un semblable moyen, dont je ne veux pas contester l'utilité, ne doit être employé qu'avec prudence et n'être confié qu'à des mains expérimentées.

Les escharres de la vulve nécessitent quelques pansements particuliers, souvent même il devient nécessaire de les cautériser pour modifier leur surface, soit pour réprimer l'exubérance des bourgeons charnus, soit pour arrêter les progrès de la gangrène. Je crois inutile d'insister plus longtemps sur ces détails, et de parler du traitement de certaines complications, des phlegmons, par exemple.

Les différentes médications, vantées ou essayées dans le traitement de la fièvre puerpérale, sont très-nombreuses; je n'ai voulu indiquer ici que celles dont j'avais étudié l'emploi à la Maternité de Paris; elles peuvent toutes déterminer la guérison dans les cas légers, peut-être même peuvent-elles être utiles dans les cas graves de la pratique civile; pour mon compte, dans les conditions où j'ai été placé, je n'ai vu que des insuccès; je souhaite que d'autres soient plus heureux; mais autant je suis frappé de découragement pour instituer un traitement curatif, autant j'ai de confiance et de foi dans l'avenir et l'efficacité de la prophylaxie.

CHAPITRE XI.

NATURE.

Sans rien préjuger sur la nature de la maladie à laquelle succombent tant de femmes en couches, sans discuter, attaquer ou défendre ce que chacune des dénominations qu'on lui a données tour à tour peut avoir de défectueux, on me permettra, pour la facilité de la discussion et jusqu'à plus ample informé, de désigner cette affection sous le nom de *fièvre puerpérale*.

Avant d'exposer la manière dont je comprends la nature de la fièvre puerpérale, avant de chercher quelle place elle doit occuper dans le cadre nosologique, je montrerai que cette affection n'est pas un mythe, et que son existence est réelle; car, avant tout, je ne veux pas encourir le reproche d'avoir décrit une maladie imaginaire, en confondant sous un même nom des affections distinctes et parfaitement connues sous d'autres noms.

§ I. — *Les maladies locales peuvent-elles rendre compte de la fièvre puerpérale?*

A. Objections tirées de l'étude clinique. — Les maladies des femmes en couches sont multiples, on ne saurait trop le répéter, et la plus grande faute que puissent commettre les défenseurs de la fièvre puerpérale, c'est de rapporter à son étude les différentes maladies locales qui peuvent survenir chez une nouvelle accouchée. On peut en effet, chez les femmes, après l'accouchement, observer toutes les affections décrites en pathologie, mais elles présentent alors les mêmes caractères que partout ailleurs ; elles revêtent seulement une gravité plus grande par le fait même de l'état puerpéral ; nous avons observé des métrites, des métro-péritonites, des phlébites avec infection purulente, des pleurésies, développées chez des femmes en couches, et nous leur avons trouvé les mêmes signes distinctifs que chez d'autres malades; et nous n'avons pas confondu la péritonite avec la pleurésie, ou celle-ci avec l'infection purulente. Toutes ces maladies inflammatoires, relativement rares, se distinguent les unes des autres par une marche particulière et des caractères spéciaux.

Il faut nier la pathologie entière, ou bien admettre qu'on peut distinguer, les unes des autres, les maladies qui ont un siége différent ; mais qu'une épidémie de fièvre puerpérale éclate, et les différences qui séparent ordinairement les maladies locales des femmes en couches disparaissent, pour faire place à des symptômes uniformes qui seront suivis de lésions multiples et différentes : au lit d'une pauvre femme, prise naguère de fièvre puerpérale et déjà à l'agonie, les médecins localisateurs seraient fort embarrassés de dire s'il y a du pus dans les veines ou dans le péritoine, dans les lymphatiques ou dans les plèvres, et si les viscères contiennent ou non des abcès métastatiques; l'embarras serait bien autrement grand quand, à l'autopsie, on ne trouve aucune lésion. La péritonite et la pleurésie n'ont jamais présenté d'analogie, et pourtant, je le demande, quelle différence M. Charrier (1) a-t-il vue entre les deux épidémies qu'il a observées, dont l'une était à forme péritonéale, et l'autre à forme pleurétique? Quelle différence y

____

(1) Loc. cit. *De la fièvre puerpérale, épidémie observée en* 1854 *à la Maternité de Paris*, Paris, 1855.

avait-il entre l'affection morbide des femmes qui mouraient à la Maternité en 1856, chez lesquelles je trouvai constamment une phlébite utérine suppurée, et la maladie de cette malheureuse élève qui succomba sans lésion appréciable dans les différentes parties de l'utérus et de ses annexes? Aucune assurément. Le médecin qui a bien observé la fièvre puerpérale la reconnaîtra facilement, tandis que le praticien qui, en temps ordinaire, ne se trompe pas dans le diagnostic d'une pleurésie aiguë ou d'une péritonite franche, ne les reconnaîtra plus au lit d'une nouvelle accouchée, atteinte de fièvre puerpérale, alors même qu'il y a du pus dans la plèvre ou dans le péritoine.

Qu'on lise une observation de fièvre puerpérale sans lésion appréciable, qu'on étudie la relation de plusieurs épidémies, et qu'on y trouve décrites soit les altérations du péritoine, soit celles des tissus utérins, soit enfin celles des plèvres, on n'en lit pas moins constamment la même histoire. Les mêmes phénomènes cliniques se reproduisent d'une manière stable, les lésions seules changent, varient, s'associent de mille manières différentes; encore trouvons-nous entre elles ce trait de ressemblance, qu'elles consistent toutes en la formation du pus, surtout dans les cavités séreuses, d'autres fois dans les muscles et dans le tissu cellulaire. Cette remarque a une telle importance que M. Voillemier (1) a proposé de substituer le nom de *fièvre pyogénique* à celui de fièvre puerpérale : les cas de mort sans lésion appréciable ont été le seul obstacle qui nous ait empêché d'adopter le nom proposé par M. Voillemier.

Au point de vue clinique, la doctrine de la localisation est

(1) Voillemier, *Journal des connaissances médico-chirurgicales*, 1839-1840.

frappée d'une impuissance absolue, car elle ne peut prévoir en aucune façon dans quels organes on trouvera des altérations, ni montrer des symptômes différents pour des lésions distinctes. Voyons maintenant si cette doctrine sera plus heureuse dans les recherches nécroscopiques.

B. OBJECTIONS TIRÉES DES RECHERCHES CADAVÉRIQUES. — L'examen des cadavres, qui donne de si grands démentis à nos prévisions, a cet immense avantage qu'il aplanit ordinairement les difficultés, détruit le doute et décide les questions embarrassantes ; pour la fièvre puerpérale, les lumières de l'anatomie pathologique n'ont cependant fait qu'amener la divergence des opinions, et c'est à l'amphithéâtre que sont nées les différentes théories qui règnent aujourd'hui. En présence du même cadavre, après la même autopsie, la mort aura été causée, pour M. Béhier, par la phlébite utérine, MM. Beau, Jacquemier, Velpeau, Cazeaux l'attribueront à la péritonite, et tous les accidents auront été déterminés, pour MM. Hervez de Chégoin et Dumontpallier, par l'infection putride, dont la source aura été à la face interne de l'utérus. La présence du pus dans les veines, dans le péritoine, la putrescence de l'utérus corroborent en quelque sorte chacune de ces manières d'apprécier la maladie. Comment oser prendre parti et se rendre juge entre des maîtres dont l'opinion fait également autorité ? L'occasion serait belle assurément si je n'avais d'autre but que celui de faire une critique.

Si l'on ne veut admettre que des maladies locales, on ne trouvera qu'impuissance dans l'étude des faits cliniques et dissidence dans les recherches cadavériques : la doctrine de la localisation tombe d'ailleurs à néant devant les observations de fièvre puerpérale sans lésion appréciable ; leur importance est telle qu'on les récuse comme on a récusé la possibilité du développement de la fièvre puerpérale chez les jeunes filles, chez les fœtus et les enfants nouveau-nés. J'aurais volontiers fait l'abandon de ces faits, si, en relisant quelques auteurs, je n'avais vu que ces observations de fièvre puerpérale sans lésion appréciable ne sont pas aussi rares qu'on se plaît à le répéter. M. Depaul en a vu un assez grand nombre (1); M. Tardieu (2) a recueilli une observation dans laquelle la femme eut des vomissements et de la douleur de ventre, et il dit : « A l'autopsie on ne trouve rien, absolument rien ; *tous les organes sont sains* et offrent seulement la trace de l'anémie qui existait avant l'accouchement. » MM. Tessier (3), Bourdon (4), Lasserre (5), Bouchut (6), Voillemier (7), ont vu des faits semblables ; Tonnellé lui-même, à qui on ne refusera pas d'avoir su chercher le pus dans l'utérus, rapporte sous le nom de fièvres typhoïdes deux exemples semblables ; il suffit de lire ces observations pour se convaincre qu'il s'agit bien de fièvre puerpérale. Voici comment cet auteur décrit l'une de ces autopsies : « Le cadavre offrait déjà un commencement de décomposition ; nous trouvâmes les grandes lèvres converties en une eschare épaisse et profonde, l'utérus volumineux, son tissu flasque, mais parfaitement sain, ainsi que ses vaisseaux qui furent disséqués avec grand soin, sa surface interne recouverte d'un sang brun, partie liquide, partie coagulé ; l'estomac et l'intestin parfaitement blancs, sans aucune altération de consistance ni d'épaisseur,

(1) Depaul, *Bulletin de l'Académie de médeeine*, t. XXIII. p. 395.
(2) Tardieu, *Journal des connaissances médico-chirurgicales*, décembre 1841, p. 233.
(3) Tessier, *De la diathèse purulente. L'Expérience*, 1838, p. 312.
(4) Bourdon, *Notice sur la fièvre puerpérale. Revue médicale*, 1838, t. II,
(5) Lasserre, *Thèse de Paris*, 1842, n° 269, p. 34.
(6) Bouchut, *Études sur la fièvre puerpérale. Gazette médicale*, 1844. p. 90.
(7) Voillemier, *Journal des connaissances médico-chirurgicales*, janvier 1840, p. 3.

les plaques de Peyer à peine appréciables, les poumons engoués, le cœur mou et comme flétri ; les cavités remplies
d'un sang fluide ; la substance cérébrale très-molle et d'une
pâleur remarquable. Les autres organes étaient dans l'état
naturel (1). »

Enfin M. Lorain a vu chez les enfants, pendant une épidémie, de nombreux cas de mort sans autre altération que
celle du sang : « Dans plusieurs observations de péritonite
rapportées dans ce Mémoire, on peut voir qu'il y avait des
signes d'altération du sang, de putridité, si je puis m'exprimer ainsi. Or, dans le même moment, je voyais succomber
des enfants très-peu de temps après leur naissance, comme
sidérés, avec tuméfaction du ventre, teinte jaune de la peau,
pétéchies, et, avant la mort, des stries violettes, une teinte lie
de vin annonçaient une putréfaction anticipée. Je trouvai
chez ces enfants une suffusion séro-sanguine dans toutes les
cavités séreuses et dans les bronches, et un ramollissement
tel du cerveau que cet organe ressemblait à de la mie de pain
trempée dans du vin. Ces faits m'ont frappé, mais sont restés
pour moi sans solution ; je les constate avec le regret de n'être
pas assez instruit pour pouvoir en faire connaître le véritable
caractère. Les mères de plusieurs de ces enfants furent atteintes de la fièvre puerpérale. »

« Comment prouver qu'il y avait altération du sang chez
ces enfants ? Quel nom donner à leur maladie ? C'est un pro-
blème que je ne résous point (2). »

Il est impossible de plaider plus éloquemment la cause que
nous défendons, et si M. Lorain ne l'a point dit, on ne peut
douter qu'il n'ait songé à la fièvre puerpérale sans autre lésion

(1) Tonnellé, *Des fièvres puerpérales observées à la Maternité de Paris.*
Archives générales de médecine, t. XXII, p. 471. — 1830.
(2) Lorain, *loc. cit.*

appréciable que celle du sang. Ces observations montrent chez le fœtus ce que d'autres médecins ont vu chez les nouvelles accouchées, ainsi que j'en avais consigné trois observations dans ma thèse inaugurale.

Qu'on ne croie pas qu'il y ait une transition brusque entre les faits dans lesquels on trouve du pus, et ceux dans lesquels il n'y a qu'une altération du sang : on observe entre eux des gradations sensibles, des caractères intermédiaires qui permettent de les réunir. C'est ainsi que souvent, dans une autopsie, avec des traces à peine visibles de suppuration, on rencontre des épanchements sanguinolents, exactement comme dans les cas de fièvre puerpérale sans autre lésion que celle du sang.

Dans cet exposé, en nous fondant sur l'uniformité des symptômes de la fièvre puerpérale, qu'il y ait ou non des lésions, que celles-ci existent dans tel ou tel organe, nous avons eu jusqu'ici pour but de faire ressortir l'insuffisance et les contradictions de la localisation ; ce que nous venons d'esquisser sera rendu plus évident par l'examen successif des différentes maladies par lesquelles on a cherché à expliquer la fièvre puerpérale.

C. Valeur de la métro-péritonite en particulier. — De toutes les lésions qu'on rencontre à l'autopsie, la péritonite est la plus fréquente ; je ne l'ai jamais vue manquer à la Maternité, en 1856 ; si j'étais partisan des maladies locales, c'est donc à la péritonite que je rapporterais tous les accidents. Pour soutenir cette opinion, il faut faire abstraction des cas dans lesquels il n'y a pas de lésion appréciable ; aussi M. Velpeau, qui a observé trois faits de ce genre, a été obligé, pour donner gain de cause à la péritonite, de mettre en doute son expérience personnelle (1).

L'inflammation du péritoine présente sur le cadavre des

(1) Velpeau, *Bulletin de l'Académie de médecine*, t. XXIII, 1858, p. 751.

degrés si divers, parfois des traces si fugaces que, pour y
trouver la cause de la mort, M. Cazeaux a invoqué l'appau-
vrissement du sang (1), et qu'il a fallu à M. Beau le secours
d'une diathèse particulière (2) ; si cette diathèse inflammatoire existait, ce ne serait qu'en tremblant qu'on donnerait
des soins aux femmes en couches, elles seraient toutes exposées à une inflammation imminente, et, grâce au ciel, le
danger n'est pas aussi prochain. La péritonite puerpérale,
quand elle existe, présente des caractères un peu différents de
ceux des péritonites franches : « Tandis que l'inflammation
franche des séreuses amène l'accollement des viscères, qui
sont alors non-seulement agglutinés, mais véritablement
réunis par des pseudo-membranes, rien de pareil n'a lieu dans
les inflammations consécutives à la fièvre; ici la sérosité et le
pus remplacent la lymphe plastique (3). » Cette différence qui,
pour MM. Beau et Cazeaux, tient à une diathèse ou à l'ap-
pauvrissement du sang, dépend pour nous de la maladie générale qui gouverne l'inflammation de la séreuse. Ne voit-on
pas des inflammations qui portent avec elles le cachet de leur
origine? L'iritis syphilitique est, sans contredit, l'inflammation de l'une des parties constituantes de l'œil, et pourtant cette phlogose locale n'est que l'un des phénomènes d'une
maladie générale, de la syphilis.

Que diront les défenseurs de la péritonite, quand on leur
montrera des fièvres puerpérales sans lésion, ou dans lesquelles l'inflammation a porté sur les plèvres, par exemple, en
laissant le péritoine intact? Dira-t-on que les malades ont succombé à une pleurésie, comme elles succombent d'autres

(1) Cazeaux, *Bulletin de l'Académie de médecine*, t. XXIII, p. 595 et
suivantes.
(2) Beau, *Bulletin de l'Académie de médecine*, t. XXIII, p. 430.
(3) Texte, p. 15.

fois à une péritonite? Mais nous avons montré que la maladie des femmes en couches reste la même, qu'on trouve ou non des lésions, qu'on observe les traces, soit d'une péritonite, soit d'une pleurésie. On peut, d'ailleurs, à ce sujet, consulter la thèse de M. Charrier (1).

Le fait de l'apparition d'une maladie par épidémie tend à prouver que cette maladie est générale; les affections locales peuvent, en effet, recevoir tel ou tel caractère de la constitution médicale, mais elles n'apparaissent point par épidémie. En dehors de la fièvre puerpérale, qu'il faut laisser ici de côté, la péritonite se développe-t-elle par épidémie? Je n'en connais pas d'exemple.

La péritonite ordinaire a-t-elle jamais été contagieuse? M. Jacquemier disait, il y a peu de temps (2), que, si la contagion était démontrée dans la fièvre puerpérale, ce serait presque une preuve de l'essentialité de la maladie. Aujourd'hui il est à peu près admis par tous que la fièvre puerpérale est contagieuse, et je me sers de cet argument contre la péritonite. MM. Cazeaux et Beau ont, il est vrai, voulu montrer que les maladies locales inflammatoires pouvaient se développer par contagion, et ils ont invoqué les faits de l'ophthalmie purulente; ils auraient pu invoquer aussi ceux de la blennorrhagie; mais, qu'on y prenne garde, dans tous ces cas de transmission de maladies inflammatoires, le véhicule de la contagion, miasmes, vapeurs ou pus, passe directement de l'organe malade à l'organe sain qu'il va contaminer; il y a, pour ainsi dire, inoculation locale. Par quel mécanisme la péritonite se transmettrait-elle par contagion? Le péritoine est à l'abri d'une contamination directe, il faut que le poison

(1) *De la fièvre puerpérale observée en 1854 à la Maternité de Paris,* Paris, 1855.
(2) *Gazette hebdomadaire,* décembre 1857.

pénètre d'abord dans la masse du sang et qu'il y circule ; admettre que la péritonite est contagieuse, c'est admettre qu'elle est due à un empoisonnement.

On ne voit nulle part des épidémies de péritonite; on ne voit nulle part des péritonites contagieuses ; et, comme ces deux qualités se trouvent dans la fièvre puerpérale, il faut bien avouer qu'elle est due à autre chose qu'à une simple inflammation de la séreuse abdominale.

Certaines remarques cliniques qu'il est impossible d'analyser ont aussi leur valeur, et, d'après l'impression qui m'est restée de l'examen des malades, je n'hésiterais pas à croire que la fièvre puerpérale est une maladie générale, quand bien même la péritonite en serait l'unique et constante altération palpable; ma conviction est autrement inébranlable quand, dans la même maladie, je puis trouver des lésions variables, et que la mort survient parfois sans lésion appréciable.

D. Valeur de la phlébite, de l'angioleucite, de l'infection purulente. — La phlébite utérine n'est pas plus constante que la péritonite; elle peut exister seule, d'autres fois l'angioleucite l'accompagne ou la remplace. L'inflammation des vaisseaux veineux ou lymphatiques n'amène pas directement la mort, mais elle engendre l'infection purulente, qui le plus souvent est mortelle.

Notre première observation montre un cas de mort sans phlébite utérine, et la malade n'en mourut pas moins de la maladie des nouvelles accouchées; on ne peut invoquer ici l'action de la phlébite utérine, il en est de même des cas où le fœtus succombe dans le sein de sa mère, et de ceux dans lesquels les enfants nouveau-nés meurent sans présenter de phlébite ombilicale, lésion qui chez eux remplacerait la phlébite utérine. Il n'y a qu'à ouvrir la thèse de M. Lorain pour trouver des faits de fièvre puerpérale sans inflammation des veines.

Tout le monde convient que le danger de la phlébite dépend de l'infection purulente qui la suit : or la fièvre puerpérale n'a jamais ressemblé à l'infection purulente; nous l'avons déjà fait voir, page 56, nous pouvons maintenant appuyer notre opinion sur le témoignage irrécusable de M. Velpeau, qui a nettement formulé son opinion dans la séance de l'Académie de médecine du 25 mai 1858.

Nous avons vu, en étudiant le début de la fièvre puerpérale, que c'est à partir du moment de l'accouchement jusqu'à la fin du troisième jour, que commence presque toujours cette maladie; l'infection purulente ne naît, au contraire, que plusieurs jours après une opération ; il faut se le rappeler, si l'on veut à toute force comparer l'accouchement au traumatisme, et l'on y trouvera une nouvelle preuve de la distinction qu'il faut établir entre la fièvre puerpérale et l'infection purulente. Nous dirons enfin que, si l'infection purulente était la cause ordinaire de la mort des nouvelles accouchées, on devrait le plus souvent trouver des abcès métastatiques, et que ce n'est qu'exceptionnellement que tous les observateurs les ont mentionnés.

E. Valeur de l'infection putride. — Je n'ai qu'à répéter pour l'infection putride ce que j'ai déjà dit pour l'infection purulente : chez les femmes enceintes, chez les élèves sages-femmes, chez les fœtus, chez un grand nombre d'enfants nouveau-nés, le développement de l'infection putride est impossible, puisqu'il n'y a pas de foyer qui puisse y donner lieu.

Les blessés dans certaines circonstances, les femmes en couches après la rétention du placenta, meurent quelquefois d'infection putride; mais alors cette maladie ne ressemble en rien à la fièvre puerpérale. On n'a qu'à ouvrir un livre de chirurgie pour s'en convaincre; nous l'avons fait voir, page 55, en traitant du diagnostic; nous n'y reviendrons pas ici.

M. Dumontpallier, qui a si bien défendu la cause de l'infection putride, ne nie point la fièvre puerpérale ; mais dans ses observations, qui ne présentent aucune différence avec des observations de fièvre puerpérale, il a attribué la mort à une infection particulière, qu'il désigne sous le nom d'infection putride *aiguë*. Pourquoi, sans preuve directe, compliquer ainsi la question, en créant deux espèces d'infection putride? Pourquoi admettre tantôt l'infection putride aiguë, sans doute quand l'utérus contient de la sanie, et tantôt l'existence de la fièvre puerpérale, dans les faits dans lesquels l'infection putride est impossible par l'éloignement de toutes les causes qui peuvent l'engendrer?

M. J. Guérin (1), en fondant sur l'origine de la fièvre puerpérale une théorie qui repose sur le développement de l'utérus, ou plutôt sur son défaut de rétraction, après l'accouchement, et la putréfaction des caillots contenus dans sa cavité par l'arrivée et le mélange de l'air, n'a pas fait autre chose que de rajeunir la théorie de l'infection putride. Les faits allégués par M. Guérin sont connus depuis longtemps. Je puis citer à ce sujet un passage qui ne laisse aucun doute, et qu'on pourrait croire sorti de la plume même de M. Guérin : « Souvent, après l'accouchement, l'utérus frappé d'i-
« nertie ne revient pas complétement sur lui-même. Cette
« condition fâcheuse, qui est souvent la cause de métror-
« rhagie, peut aussi, suivant M. Récamier, permettre à l'air
« de pénétrer dans l'intérieur de la matrice, surtout quand
« on y pratique des manœuvres quelquefois inconsidérées, et
« avoir une influence très-grande sur la production de cer-
« taines fièvres puerpérales.

____

(1) J. Guérin, *Bulletin de l'Académie de médecine*, 1858, t. XXIII, p. 770.

« On conçoit, en effet, que l'action de l'air sur les matières
« organiques contenues dans la cavité utérine puisse leur
« faire contracter des propriétés délétères ; que ces matières
« plus ou moins putréfiées, en contact avec les sinus béants,
« soient absorbées, et qu'elles aillent infecter toute l'écono-
« mie (1). »

Aucun accoucheur n'a jamais nié la possibilité de l'infection putride chez une nouvelle accouchée ; ce que je nie, c'est
l'identité de la fièvre puerpérale et de l'infection putride, je
me suis arrêté suffisamment sur cette question pour ne pas
avoir à y revenir.

F. Identité de la fièvre puerpérale chez les différents
sujets qu'elle atteint. — Je prévois qu'on objectera à l'argu-
mentation à laquelle je me suis livré, qu'elle repose en partie
sur l'identité de la maladie chez les femmes en couches d'une
part, et chez les femmes enceintes, les jeunes filles, les fœtus et
les enfants nouveau-nés d'autre part, et que cette identité n'est
pas prouvée. L'extension de la fièvre puerpérale à ces différents
sujets me paraît cependant incontestable, si l'on a bien voulu
lire ce Mémoire en entier, car c'est *à la même époque*, et *seulement à la même époque*, pendant *les mêmes épidémies*, qu'on
observe cette extension. Peut-on voir des maladies différentes
dans une affection qui naît sous *la même influence*, qui présente
exactement *les mêmes symptômes*, *la même marche* et *la
même gravité ?* Qu'on me montre les différences et je suis
prêt à déclarer que l'affection à laquelle succombent les enfants nouveau-nés ne ressemble en rien à celle des femmes en
couches, et que les élèves sages-femmes dont nous avons
rapporté les observations sont mortes de toute autre maladie.

(1) Bourdon, *Notice sur la fièvre puerpérale. Revue médicale*, 1841, t. II,
p. 351 et 352.

Quelles que soient les lésions de la fièvre puerpérale, qu'elles soient palpables ou qu'elles fassent défaut, l'allure de la maladie n'en reste pas moins la même avec les mêmes symptômes fondamentaux, non-seulement chez telle ou telle malade, mais dans toutes les épidémies décrites, de telle sorte qu'un médecin expérimenté la reconnaîtra toujours malgré ses formes ou ses variations. Dans la variole, les pustules offrent des formes différentes, un siége différent; tantôt toute la peau en est recouverte, tantôt elle en présente un si petit nombre qu'on a pu décrire des varioles sans éruption; quelquefois les malades succombent avant l'apparition de l'éruption. Toutes ces variétés sont cependant groupées avec raison dans la description de la même maladie; nous demandons qu'on fasse pour la fièvre puerpérale ce que tout le monde fait pour la variole. Rien n'est identique dans la nature, il faut tenir compte des ressemblances ou renoncer à toute classification.

Nous espérons avoir démontré que les maladies locales sont impuissantes à rendre compte de la maladie que nous avons décrite. Nous sommes donc conduit, par exclusion, à dire que *la fièvre puerpérale est une maladie générale*, nous en avons d'ailleurs trouvé des preuves directes dans les caractères suivants : persistance des mêmes symptômes fondamentaux malgré la diversité des altérations cadavériques; altération du sang; cas de mort sans lésion appréciable; nature épidémique et contagieuse de la maladie.

§ II. — *Des maladies générales auxquelles on a assimilé la fièvre puerpérale.*

De nouvelles objections se dressent ici devant la doctrine de l'essentialité, car si l'on accepte que la fièvre puerpérale est une maladie générale, on nous oppose qu'elle ne diffère en rien d'autres maladies générales telles que le typhus et la fièvre traumatique. Examinons ces deux nouvelles hypothèses.

A. Typhus. — Pour quelques médecins, l'apparition de ce que nous appelons la fièvre puerpérale ne serait due qu'au développement du typhus qui naîtrait chez les femmes en couches comme il peut naître chez d'autres malades, et sa production serait plus que suffisante pour expliquer la similitude, l'uniformité et la gravité des symptômes, chez des nouvelles accouchées atteintes de phlegmasies différentes, et les cas de mort sans lésion appréciable trouveraient une explication toute naturelle.

Heureusement le typhus est une maladie rare en France; il ne s'observe guère que dans le cas d'agglomération d'hommes sains ou malades, surtout quand ils sont placés dans de mauvaises conditions hygiéniques; le typhus n'est point épidémique comme la fièvre puerpérale, et il ne se développe pas spontanément, comme elle, dans les villages les plus isolés.

Dans toutes les épidémies de fièvre puerpérale, dont nous avons de si nombreuses relations, et qui sont si meurtrières pour les femmes en couches, les observateurs n'ont pas mentionné le développement simultané du typhus, qui atteint tous les âges et tous les sexes, et nulle part la mortalité ne s'étend aux hommes qui vivent en contact continuel avec les femmes malades.

Le typhus est, avant tout, infectieux; la fièvre puerpérale est, avant tout, épidémique. Le typhus frappe tous les sexes; la fièvre puerpérale ne se montre jamais chez les hommes, car, malgré quelques assertions, peu précises il est vrai, aucune preuve n'en a été produite. Cette opposition suffit pour faire rejeter l'identité du typhus et de la fièvre puerpérale.

Faut-il admettre que le typhus et la fièvre typhoïde ne sont qu'une seule et même maladie? Je dirai alors que jamais nous n'avons vu les symptômes de la fièvre typhoïde chez nos malades de la Maternité, et que jamais nous n'avons trouvé à l'autopsie les altérations caractéristiques de cette affection.

B. FIÈVRE TRAUMATIQUE. — La comparaison si souvent établie entre un blessé et une nouvelle accouchée, a fait comparer les accidents puerpéraux aux accidents des plaies, et pour simplifier le langage, on a dit que les femmes en couches mouraient de *fièvre traumatique*. J'ai cerché en vain dans nos auteurs classiques, dans le *Dictionnaire en* 30 *vol.*, dans le *Compendium de chirurgie,* dans le *Traité de pathologie externe* de M. le professeur Nélaton, quel était le sens précis de cette expression; j'ai trouvé la description des accidents des plaies, mais je n'ai pas trouvé la description de la fièvre traumatique, et je me demande aujourd'hui quelle a été, au juste, l'idée des médecins qui ont employé cette expression; j'aurais peur, en l'employant après eux, de mal rendre leur pensée.

Le plus grand nombre des blessés présentent après le traumatisme une période de réaction pendant laquelle la fièvre s'allume; quand une cause déprimante quelconque a épuisé les forces, le retour à l'équilibre physiologique est précédé de fièvre : une fatigue excessive, pour prendre le cas le plus simple, est suivie de réaction fébrile; qu'un homme fasse une chute et se fracture un membre, cet ébranlement traumatique sera suivi de fièvre. Cette fièvre traumatique n'a rien de grave, elle cesse presque toujours après un jour ou deux, et je ne vois rien qui autorise sa comparaison avec la fièvre puerpérale.

D'autres fois, dans une plaie simple mais étendue, l'inflammation nécessaire à la cicatrisation s'accompagne de fièvre, qu'on peut désigner encore, si l'on veut, sous le nom de *fièvre traumatique*. Celle-ci n'est pas plus grave que dans l'espèce précédente, et de plus elle ne s'observe pas chez les nouvelles accouchées : le pouls baisse après l'accouchement, il tombe souvent à 50 ; c'est une grande erreur de penser que les nouvelles accouchées doivent avoir une fièvre nécessaire à la cicatrisation de la plaie placentaire ; quand la fièvre s'allume après l'accouchement, elle indique toujours un état pathologique sans relation avec la plaie placentaire normale.

Enfin, dans quelques cas, les plaies présentent diverses complications : on les voit devenir le point de départ de phlegmons, de phlébite, d'angioleucite, d'infection purulente, d'infection putride... etc.; ces accidents sont accompagnés de fièvre, et je me demande si c'est à cette fièvre qu'on doit appliquer l'épithète de *traumatique*. Mais alors nous avons examiné quelle était sa valeur en étudiant les accidents inflammatoires des femmes en couches, tels que la métro-péritonite, la phlébite, l'angioleucite, l'infection purulente et l'infection putride chez les nouvelles accouchées, et nous avons vu que ces accidents étaient distincts de la fièvre puerpérale.

Je ne saisis pas bien le sens exact qu'on peut attacher au mot de *fièvre traumatique*, mais de quelque façon qu'on l'examine, on trouve toujours qu'elle ne ressemble pas à la fièvre puerpérale. Il faut donc rayer, dans cette discussion, cette expression de *fièvre traumatique*, sous peine d'obscurcir, sans avantage, la valeur que l'on doit attacher aux mots habituellement employés.

Nous venons de passer en revue les maladies locales et les maladies générales par lesquelles on a tour à tour essayé d'expliquer les différents états morbides qui suivent l'accouchement, et nous croyons avoir démontré qu'ils étaient tous, séparément ou collectivement, impuissants à rendre compte de cette maladie si fréquente, que nous avons décrite, après tant d'autres, sous le nom de *fièvre puerpérale*. L'existence d'une maladie *générale*, particulière, ne nous paraît donc pas douteuse. Nous allons exposer maintenant la manière dont nous comprenons cette maladie.

§ III. — *Nature de la fièvre puerpérale au point de vue de l'école de la Maternité.*

A Paris, dans toute la discussion de l'Académie de médecine, que nous avons si souvent mentionnée, on n'a pas entendu une seule voix s'élever pour dire que la fièvre puerpérale était indépendante des lésions. La doctrine de l'organicisme a donc été partout acceptée ; mais, pour que son règne soit durable, cette doctrine doit tenir compte, non-seulement de tous les organes, mais encore de tous les liquides, et surtout de l'ensemble des parties organisées qui constituent le corps.

L'organicisme fait dépendre la maladie de l'altération, ou d'un organe, ou du corps entier ; mais il faut distinguer avec soin ces deux termes : *maladie organique* d'une part, *maladie locale* de l'autre. Toutes les maladies générales sont organiques, en ce sens qu'elles sont liées à une modification matérielle de tout notre organisme ; mais il faut se garder de les confondre avec une affection locale, tel que l'est, par exemple, un orgelet.

En disant que la fièvre puerpérale est une maladie générale, nous ne touchons en rien à l'intégrité des doctrines de l'organicisme ; les localisateurs seuls ont le droit de nous attaquer.

Laissons de côté le nom de fièvre *essentielle*, qui peut obscurcir la pensée, et disons que la fièvre puerpérale est une maladie générale, *totius substantiæ*, dépendant de lésions particulières; qu'elle tient primitivement à une altération du sang; qu'une fois développée elle peut retentir localement sur différents organes et y déterminer des lésions secondaires.

La fièvre puerpérale n'est pas une fièvre essentielle, en ce sens qu'elle n'existe pas *sponte sua;* elle tient aux modifications du sang et à la réaction qui en est la conséquence. Si nous connaissions mieux, plus intimement, ces modifications primitives des liquides, nous abandonnerions le nom de fièvre puerpérale, pour en prendre un qui peindrait plus exactement ces altérations.

Cette manière de comprendre la fièvre puerpérale est, je crois, celle de toute l'école de la Maternité ; le doute que peut faire naître l'expression de *fièvre essentielle* ou d'*altération primitive du sang*, disparaît quand on examine les explications données par chaque auteur; nous citerons quelques passages qui lèveront tous les doutes.

M. P. Dubois : « Les pathologistes modernes n'entendent plus par fièvre essentielle une maladie qui consisterait dans une simple perturbation de la vie, une altération du principe vital. Que quelque partie solide ou liquide soit altérée dans les maladies qu'on désigne sous le nom de *fièvres*, c'est un fait qui n'est plus douteux pour personne. Mais cette partie, cette altération, quelles sont-elles (1) ? »

« La doctrine de l'essentialité suppose l'intervention d'une cause générale, inconnue encore dans son essence, et dont l'un des premiers effets, sans doute, serait une altération des liquides et surtout du sang (2). »

M. Danyau : « La fièvre puerpérale est une maladie d'ori-

(1) P. Dubois, art. *Fièvre puerpérale. — Dictionnaire de médecine*, en 30 vol., p. 336.

(2) P. Dubois, *Bulletin de l'Académie de médecine*, t. XXIII, 1858, p. 501.

gine miasmatique, dont le miasme générateur pénètre dans le sang, l'empoisonne et le rend apte à la production, le plus souvent très-rapide, de localisations inflammatoires très-variées, surtout dans les organes dont la vitalité a été exaltée par la grossesse et l'accouchement (1). »

M. Depaul : « Quant à moi, qui suis intimement convaincu de la nature essentielle de la maladie, et qui accepte sans réserve l'opinion de ceux qui la font consister surtout dans une altération primitive du sang, j'aimerais mieux voir adopter la dénomination de *typhus puerpéral* ou de *septicémie puerpérale* (2). »

M. Charrier : « Mais, en admettant que la fièvre puerpérale est une fièvre, nous n'entendons pas dire qu'il y a absence de lésions, comme on l'entendait dans l'ancienne école pour les fièvres essentielles. Nous n'en faisons pas une maladie *sine materia;* mais les symptômes généraux, dans un grand nombre de cas, étaient les premiers à apparaître ; les symptômes locaux ne venaient qu'ensuite, et souvent aussi la gravité des symptômes était si grande, si foudroyante, que les lésions n'avaient pas le temps de se produire. Ceci est une preuve bien convaincante de l'altération primitive des liquides de l'économie avant toute lésion locale (3). »

J'ai moi-même exprimé la même opinion en disant : Nous conserverons le nom de fièvre puerpérale, bien que nous eussions mieux aimé le nom de septicémie puerpérale, qui eût mieux montré que nous regardons cette maladie comme produite par un empoisonnement avec modification du sang (4).

L'opinion des membres de cette école, qu'on appelle l'École

---

(1) Danyau, *Bulletin de l'Académie de médecine*, 1858, p. 549.
(2) Depaul, *ibid.*, p. 390.
(3) Charrier, *Thèse inaugurale*, 1855, p. 17.
(4) *Thèse inaugurale*, 1857, p. 47.

de la Maternité, est adoptée par le plus grand nombre des médecins. Je me contenterai de citer un passage des plus courts et des plus complets en même temps, je l'extrais du travail de M. Tardieu :

« C'est l'état puerpéral qui rend compte de la généralité
« des faits et de leurs liens communs, car il agit à la manière
« de ces grands empoisonnements morbides qui président au
« développement des typhus de tous les pays, des fièvres inter-
« mittentes et éruptives, et qui sont d'autant plus intéres-
« sants à étudier aujourd'hui qu'ils forment la liaison entre
« l'altération des solides et la pathologie humorale (1). »

La fièvre puerpérale est due pour nous à un empoisonnement, à un ferment morbide qui peut naître spontanément dans l'organisme, sous l'influence de certaines conditions qui restent ignorées ; qui d'autres fois s'y forme ou y pénètre par le fait d'une cause particulière que nous appelons le génie épidémique ; qui d'autres fois enfin se transmet d'une femme à une autre par les différents modes de la contagion.

Que le ferment morbide soit créé par notre organisme, ou qu'il y pénètre par le fait de l'épidémie ou de la contagion, peu importe : une fois mélangé au sang, aux humeurs du corps, il se répand dans tous nos organes, et la fièvre puerpérale éclate. Quand l'empoisonnement a été aussi intense que possible, les malades succombent en quelques heures, comme foudroyées, et l'autopsie ne constate aucune lésion ; d'autres fois la maladie dure plus longtemps, et cependant les recherches faites sur le cadavre restent encore infructueuses. Tantôt les altérations manquent complétement, tantôt leur développement est incomplet : chez telle malade, c'est une inflammation du bas-ventre qu'on observe, chez telle autre,

(1) Ambroise **Tardieu**, *Journal des connaissances médico-chirurgicales*, décembre 1841, p. 234.

c'est une pleurésie; ici la poitrine et les plèvres sont saines, tandis que les veines de l'utérus sont gorgées de pus ; là on ne trouve du liquide purulent que dans quelques lymphatiques. Une telle mobilité dans leur siége ne nous permet pas d'accorder une valeur primordiale à ces altérations; nous ne les considérons que comme des manifestations possibles de la fièvre puerpérale; leur nature, leur siége, leur étendue, dépendent ou de l'idiosyncrasie de la malade, ou du génie épidémique, ou de la constitution médicale.

On trouve quelquefois du pus dans les veines, les lymphatiques, le tissu utérin, le péritoine, les plèvres, le péricarde, les articulations, les muscles, le tissu cellulaire, et jusque dans le derme : faut-il admettre autant de maladies différentes que de siéges différents de la suppuration? Assurément non, et personne ne le fait; aussi dans cette doctrine localisatrice, M. Piorry seul a été logique, car, on le sait, il n'admet aucune maladie ; il voit autant d'états organo-pathiques que de lésions (1).

En cherchant à comprendre la manière dont le poison peut pénétrer dans l'organisme et circuler dans le sang, nous n'avons pas fait un tableau de fantaisie, en dehors des règles de la pathologie; le même phénomène, les mêmes faits se produisent dans la variole, à laquelle j'ai déjà comparé la fièvre puerpérale.

Comparaison avec la pneumonie épizootique. — Je comparerai encore la fièvre puerpérale à la pneumonie épizootique, si l'on veut me permettre de faire appel aux sciences vétérinaires. Ici les phénomènes locaux, inflammatoires, sont des premiers à apparaître, avec quelques autres sur lesquels je n'ai pas à attirer l'attention. La maladie aug-

(1) Piorry, *Bulletin de l'Académie impériale de médecine*, t. XXIII, 1858, p. 460.

mente, fait des progrès, et finit presque toujours par tuer l'animal. A l'autopsie, on trouve constamment les mêmes lésions : une altération particulière des poumons et une modification du sang, qu'on voit aussi clairement, mais qu'il n'est pas plus possible de décrire que dans la fièvre puerpérale; il est pourtant important de faire remarquer que la quantité de fibrine y est augmentée.

Chose remarquable, et qui frappera tout le monde par l'analogie qu'elle présente avec ce que nous savons de la fièvre puerpérale, les veaux contenus dans l'utérus, quand on abat les vaches, présentent les mêmes lésions pulmonaires que leurs mères, de même que les fœtus humains présentent les lésions de la fièvre puerpérale; enfin, pour rendre la comparaison plus parfaite, les veaux qui viennent de naître sont sujets, comme les vaches, à périr de pneumonie épizootique, de même que les enfants nouveau-nés périssent de fièvre puerpérale.

1° Sur dix poumons de fœtus provenant d'avortements de vaches atteintes de phthisie péripneumonite, *huit* présentaient dans plusieurs parties, soit d'un seul, soit des deux poumons, des lobules pulmonaires rougeâtres, durs, se déchirant facilement et constituant déjà de véritables pneumonies lobulaires à l'état sous-aigu.

2° Sur dix-sept poumons de fœtus provenant de bêtes sacrifiées, atteintes de la phthisie péripneumonite incurable, et dont les poumons étaient hépatisés, gris, blancs et tuberculeux, *douze* avaient des pneumonies lobulaires présentant tous les caractères d'une phlegmasie sous-aiguë; deux seulement offraient quelques-points blanchâtres, lenticulaires, durs, non enkystés, que j'ai pris pour des tubercules naissants.

En 1839, on tua, par ordre de l'autorité, dans le canton de Fribourg (Suisse), une vache pleine de six mois et atteinte de la péripneumonie ; les poumons du fœtus commençaient déjà à s'altérer (1).

Ces faits, réunis à ceux de M. Hilfelhelseim, suffisent-ils pour prouver que la péripneumonie peut être transmise de la mère au fœtus qu'elle porte dans la matrice? Je le pense.

3° Sur vingt-cinq veaux âgés de quinze jours à deux mois, provenant de vaches atteintes de pleuro-pneumonite sous-aiguë et chronique, constatée, soit pendant la vie, soit après la mort, dix ont été atteints de péripneumonie sous-aiguë et chronique, et en sont morts après avoir été de vingt à quarante jours malades; huit, qui ont été ouverts, ont fait voir tous les désordres de la péripneumonie ; les quinze autres ont été vendus et perdus de vue. Je m'empresse de dire que ces vingt-cinq veaux n'avaient point cessé, depuis le moment de leur naissance, de cohabiter avec leurs mères et d'en sucer le lait pendant plus ou moins de temps.

M. Clément, vétérinaire belge, assure avoir fait de semblables observations sur cinq veaux provenant de cinq vaches atteintes de la péripneumonie; mais ces veaux avaient aussi habité la même étable que leurs mères.

De ces derniers faits, certes, il n'est point permis de conclure que les veaux étaient atteints dans l'utérus de leur mère de la péripneumonie ; car ces jeunes animaux, habitant un lieu infecté par des éléments contagieux, ont pu contracter cette maladie par contagion. Pourtant, comme les faits que j'ai rapportés plus haut démontrent positivement, pour moi du moins, que la péripneumonie peut être utérine, ne peut-on pas considérer comme probable que les veaux ont apporté la maladie en naissant, et que c'est le jeu des poumons mis en action aussitôt la naissance qui a contribué à accélérer son

(1) *Journal vétérinaire belge*, t. Ier, p. 171.

développement. Cette supposition acquiert beaucoup de fondement par les recherches faites en Allemagne par Dieterichs,
et que voici :

Les veaux issus de vaches malades, dit Dieterichs, sont af-
fectés de la péripneumonie dès leur naissance. On a trouvé les
poumons d'un veau de quatre à cinq jours atteints de la même
maladie. Il en a été de même d'un veau de trois à six mois.
Les vaches d'où provenaient ces veaux furent malades du-
rant le temps de la gestation ; elles se rétablirent un peu
avant la parturition, mais ces petits animaux en furent sans
doute attaqués dans leur sein. Des veaux issus de vaches
saines et allaités ensuite par des vaches malades, ne contrac-
tèrent point la maladie, d'où l'on peut conclure, dit Dieterichs, que cette maladie singulière peut être spécifiquement
communiquée au fœtus ; mais que le veau d'une vache saine
n'est pas susceptible de prendre la maladie dont il s'agit par
le lait d'une vache malade (1).

Quoi qu'il en soit, cette question est loin encore d'être bien
élucidée ; des recherches exactes sont encore à faire pour que
tous les doutes soient levés sous ce rapport (2).

Dans la fièvre puerpérale, la question de la contagion pour
les enfants nouveau-nés ne nous paraît pas douteuse, si nous
nous rappelons que les enfants des femmes bien portantes
moururent en aussi grand nombre que ceux dont les mères
étaient malades.

Comme la fièvre puerpérale, la pneumonie épizootique,
qui naît sous une influence inconnue, sous l'impulsion du génie épidémique, devient contagieuse ; les faits surabondent
pour le prouver.

(1) Dieterichs, traduction de M. Gellé, t. II, p. 586.
(2) Delafond, *Traité sur la maladie de poitrine du gros bétail*, connue
sous le nom de *péripneumonie contagieuse*, Paris, 1844, p. 134 et suiv.

Voilà donc une maladie, et c'est à cette conclusion que je voulais arriver, voilà donc une maladie dont le début est promptement suivi de phénomènes locaux du côté des poumons, qui montre à l'autopsie des lésions locales, non plus variables comme dans la fièvre puerpérale, mais toujours identiques et localisées dans le poumon : cette singulière maladie, si bien localisée en apparence, est cependant une maladie générale ; l'inoculation en est aujourd'hui répandue pour en préserver les troupeaux de bœufs qui ne l'ont point encore eue ; et, si M. Delafond n'a point dit dans son livre que la pneumonie épizootique est une espèce de typhus, on ne peut guère en douter après l'avoir lu. M. H. Bouley, a, d'ailleurs, été plus explicite : « Tout ce que je puis dire, c'est « qu'il y a un état particulier de l'organisme qui pré- « existe à la lésion locale et en est la cause prochaine, immé- « diate ; en d'autres termes, l'inflammation pulmonaire et « l'exsudation qui l'accompagne ne sont que l'expression ma- « térielle d'un état général antérieur, de même que l'éruption « cutanée dans la clavelée, dans la variole, que les tuméfac- « tions séreuses et sanguines du tissu cellulaire dans le char- « bon ne sont que les effets d'une condition générale, pré- « existante à l'organicisme (1). »

J'ai parlé longuement de la pneumonie épizootique, parce que son histoire est un plaidoyer éloquent contre la doctrine de la localisation. J'ai fait une longue citation, parce que j'ai cru que son importance était immense, et qu'on la lirait avec intérêt, car elle résout la question de la transmission de la maladie de la mère au fœtus contenu dans la cavité utérine.

COMPARAISON AVEC LE TYPHUS DES ARMÉES. — Je comparerai encore la fièvre puerpérale au typhus des armées,

(1) H. Bouley, *De la pneumonie épizootique du gros bétail. Gazette hebdomadaire*, 12 mai 1854.

mais je la comparerai seulement : l'agglomération des nouvelles accouchées favorise le développement de la fièvre puerpérale, comme l'agglomération des hommes favorise le typhus; comme pour le typhus, les sujets sont frappés d'autant plus vite qu'ils sont plus épuisés, soumis à des causes déprimantes, comme le chagrin, affaiblis par une maladie antérieure, exténués par un travail pénible, exposés aux miasmes qu'engendre l'encombrement ; comme pour le typhus, on observe des cas de contagion. Sans doute le typhus a des caractères spéciaux qui le distinguent de la fièvre puerpérale, nous l'avons fait voir plus haut; mais nous n'avons pu comprendre la maladie grave des femmes en couches qu'en expliquant sa production par un empoisonnement général, particulier, qui frappe des sujets qui offrent un état tout spécial, l'état puerpéral, et cette coïncidence de la réceptivité et de la cause productrice engendre la fièvre puerpérale.

CONSIDÉRATIONS GÉNÉRALES SUR L'ESSENCE DE LA FIÈVRE PUERPÉRALE. — Les symptômes, la marche rapide, quelquefois l'absence de lésions, tout dans cette maladie indique un empoisonnement qui, en temps d'épidémie, doit s'étendre à un très-grand nombre d'accouchées; que ces femmes présentent une disposition favorable à l'élimination du poison, et leur santé ne sera point troublée; elles auront à peine quelques symptômes d'embarras gastrique, qui disparaîtront spontanément ou par l'administration d'un évacuant; mais que ces malades présentent une disposition favorable, non plus à l'élimination, mais au développement du poison, du ferment morbide, et la fièvre puerpérale éclatera avec tout son cortége.

D'ailleurs, après un examen attentif, l'altération du sang ne saurait être mise en doute; nous avons signalé, pages 13 et 14, ce que l'on sait de plus positif à ce sujet, et, il faut bien l'avouer, ces notions sont peu étendues ; mais peut-être que des recherches ultérieures y feront saisir des modifications importantes, si toutefois ces modifications ne consistent pas en un simple changement moléculaire ou dans la présence d'un poison qui échappe aux instruments grossissants et aux réactifs chimiques.

Quand les malades meurent très-rapidement, ou quand elles ne présentent pas de disposition favorable au développement de lésions anatomiques manifestes, elles sont empoisonnées, bien qu'on ne puisse pas montrer le poison. Quand des circonstances favorables se présentent, on voit des lésions secondaires se produire, mais leur développement n'est que l'une des manifestations, l'un des effets de la maladie générale, et lui reste subordonné. Suivant la disposition individuelle, une cause déterminante quelconque, ou suivant le génie épidémique, le pus se forme dans les veines, dans les lymphatiques, dans les plèvres, dans le péritoine ou dans le tissu cellulaire et les muscles. On trouve des lésions qui simulent la métro-péritonite, la phlébite, l'angioleucite, la pleurésie, mais la maladie générale domine toutes ces altérations. Qu'on ne croie cependant pas que je n'accorde aucune valeur à ces phlegmasies locales : l'enchaînement des différents états organopathiques est l'un des côtés les plus curieux de la pathologie, et la fièvre puerpérale ferait assurément moins de victimes, si des lésions locales ne venaient l'aggraver encore. C'est à ces lésions secondaires qu'on doit rapporter la mort des femmes qui succombent longtemps après le début de la maladie, épuisées par un épanchement péritonéal ou pleurétique purulent. C'est ainsi qu'on voit, chez les mêmes femmes, à la gravité de la fièvre puerpérale s'ajouter le danger produit par l'apparition d'une phlébite ou d'une péritonite, et la même malade peut succomber aux effets réunis de la fièvre puerpérale et de l'infection purulente.

N'est-ce pas ainsi que les choses se passent dans la variole ? L'éruption cutanée n'est que l'une des manifestations de la maladie, et cependant l'abondance de la suppuration et l'infection purulente peuvent aussi déterminer la mort des varioleux.

Chaque épidémie a une allure particulière, et les changements qui en résultent dans les formes de la maladie et dans les lésions doivent être un grand embarras pour les partisans des maladies locales. L'épidémie que nous avons observée a présenté la forme adynamique dans les symptômes, et le type abdominal dans les lésions. Nous avons déjà dit que M. Charrier avait observé une épidémie dont la première moitié était caractérisée par l'inflammation du péritoine, et la seconde par celle des plèvres. M. P. Dubois (communication orale) observa une épidémie plus remarquable encore : presque toutes les femmes qui succombaient présentaient des perforations intestinales ; une élève sage-femme, qui avait ses règles, succomba à la même maladie, et à l'autopsie on trouva une perforation intestinale. En 1829, M. Danyau, dans une autre épidémie, constata la présence presque constante d'altérations, faites comme avec un emporte-pièce, dans toute la longueur de la membrane muqueuse du gros intestin. Il faut nier de pareils faits ou les méconnaître pour n'y pas voir la preuve d'une maladie générale, particulière. Comment les expliquerait-on à l'aide de la péritonite, de l'infection purulente ou de l'infection putride ?

Personne mieux que M. Trousseau n'a fait ressortir les caractères spéciaux de la fièvre puerpérale (1) ; il a érigé ses remarques en une doctrine, celle de la *spécificité*. La fièvre

____

(1) Trousseau, *Bulletin de l'Académie de médecine*, 1858, p. 492-713 et suivantes.

puerpérale existe pour le professeur de l'Hôtel-Dieu, mais c'est une maladie spécifique. En disant que la fièvre puerpérale est une maladie à part, spéciale, méritant une place particulière dans le cadre nosologique et un nom spécial, nous nous sommes singulièrement rapproché de la doctrine de la spécificité; ou plutôt, en disant que la fièvre puerpérale est une maladie spécifique, M. Trousseau s'est peu éloigné de l'école de M. Dubois; mais personne ne pouvait faire aussi brillamment remarquer la distance qui sépare les maladies spécifiques de toutes les autres maladies.

On peut compter les doctrines médicales, mais chaque médecin conçoit ces doctrines à sa manière, et leur fait subir une transformation individuelle pour les appliquer à l'étude des maladies : pour M. Pidoux (1), l'état puerpéral physiologique domine tout l'organisme de la femme pendant la grossesse et après l'accouchement; l'utérus n'en est point le siége exclusif, mais il en est le *centre*. Si la nouvelle accouchée devient malade, sa maladie ne sera que l'expression de l'état puerpéral vicié dans son évolution; l'organisme tout entier concourra donc aux phénomènes pathologiques, mais l'utérus sera le *centre* de cette viciation, comme il est le centre de l'état physiologique.

M. Pidoux a combattu, face à face et à outrance, la doctrine de la localisation; il s'est rapproché de la doctrine des essentialistes, l'a coudoyée, qu'on me permette cette expression, puis il a passé outre et a érigé nu système particulier : « Les ontologistes admettent chez la femme en couches une modification puerpérale de toute l'économie sans appareil central ou sans rapport nécessaire avec celui-ci. Les localisa-

----

(1) Pidoux, Notes sur la fièvre puerpérale, à l'occasion des débats académiques. *Union médicale*, 1858.

teurs, au contraire, semblent ne voir que lui. L'état général qu'ils sont forcés d'accorder par-dessus se trouve là je ne sais pourquoi, accidentellement sans doute, sans lien nécessaire avec l'affection des organes centraux. C'est au moins ce qui résulte de la manière dont ils comprennent les rapports de l'affection et des lésions utérines avec l'affection et les lésions générales dans les maladies des femmes en couches. Ils complètent leur théorie avec une idée empruntée au principe de leurs adversaires, et ils anéantissent par là leur propre principe. Cela prouve plus de bonne intention que de force dans la doctrine. C'est de l'éclectisme, ou autrement de la contradiction ; il ne faut pas trop s'en vanter. Cet état particulier du sang, cette cachexie latente des anciens, caractérisée pour nous par l'excès du sérum et de la fibrine, la diminution des globules, et peut-être une certaine proportion de caséine, cette modification si considérable de toute l'économie de la femme par la grossesse, si favorable à la pyogénie, est aussi inconcevable sans la gestation que celle-ci sans elle. Pourquoi les séparez-vous? L'utérus n'en est pas le point de départ mécanique, il en est le centre organique et vital, c'est-à-dire qu'il concentre et représente à leur plus haute puissance les propriétés puerpérales, les éléments reproducteurs disséminés et fondus dans tout l'organisme.

« Ces deux pôles de l'appareil, permettez-moi cette expression, naissent, se développent et se résolvent simultanément. Que la fonction évidente de la maladie visible commence par l'un ou par l'autre, ils sont solidaires et inséparables dans la santé comme dans la maladie. Qu'ils soient frappés avec une inégale intensité, que le désordre morbide intéresse plus particulièrement les éléments généraux que le centre, ou celui-ci que les éléments généraux, de manière à donner plutôt à la maladie la physionomie d'une maladie générale ou

d'une fièvre que celle d'une maladie locale ou d'une phlegmasie ; ou que ces expressions, communes à toutes les maladies aiguës, que les anciens ramassaient avec un vague mais
sûr instinct du vrai dans leurs pyrétologies, naissent et se
développent de front, comme il arrive à Paris dans le plus
grand nombre des cas, qu'importe? Que fait à l'ordre intérieur et vivant des choses l'ordre de leur apparition et de
leurs symptômes? L'essentiel est qu'en face de la fièvre indéterminée et non organisée des ontologistes, de l'inflammation
primitivement locale, sans raison d'être et sans unité des
anatomistes, vienne se poser l'existence d'un état morbide
primitivement et essentiellement général et local en soi, quoi-
qu'il puisse quelquefois, dans l'ordre d'apparition de ses
symptômes, sembler primitivement local ou primitivement
général.

« Je le répète : il suffit que ces deux états coexistent pour
que, suivant les circonstances, l'altération de l'un l'emportant
sur celle de l'autre et fournissant les premières et les plus importantes manifestations morbides, il en résulte tour à tour,
soit des phlegmasies, soit des fébri-phlegmasies, soit des fièvres, ces trois types de la pyrétologie. Voilà, en effet, ce que
donne la clinique. Les faits ne se rétréciront pas ; c'est aux
théories à s'élargir (1). »

Le passage que nous venons de citer donne une idée assez
complète de la doctrine de M. Pidoux : adversaire déclaré des
localisateurs, M. Pidoux est, avec nous, *généralisateur*, mais
il fait scission avec l'école de la Maternité, parce qu'il lui
reproche de ne pas tenir un compte suffisant du rôle que doit
jouer l'appareil utérin dans l'état puerpéral, soit physiologique, soit pathologique : « Que disent les généralisateurs?

____

(1) Pidoux, *Union médicale*, 15 mai 1858, p. 227.

Qu'on rencontre des affections puerpérales sans aucune altération circonscrite des organes du bassin et sans péritonite ;
et ce sont les plus graves, les plus rapidement, les plus inexo-
rablement mortelles ; et ils en concluent que cette maladie est
bien une pyrexie, une fièvre, — et ils ont raison, — mais que
cette fièvre est une affection primitivement et essentiellement
générale, sans rapport avec les organes de la puerpéralité,
une fièvre, enfin, comme pourrait être celle d'un polype, d'un
animal homogène, sans organes déterminés et centralisés;
et en cela les ontologistes sont dans l'erreur. Voici pourtant
ce que contient rigoureusement leur principe. »

Les reproches que M. Pidoux adresse aux généralisateurs
ont peut-être quelque fondement, mais leur faute n'est-elle
point excusable et explicable? Quand, dans une discussion,
deux principes sont en présence, chaque parti prend natu-
rellement le soin de mettre en relief les faits qui militent en
sa faveur, et laisse dans l'ombre les faits opposés. La partie
adverse ne les mettra-t-elle pas suffisamment en lumière?

Nous avons fait tous nos efforts pour montrer la supréma-
tie des altérations générales sur les lésions locáles dans la
fièvre puerpérale. Nous avons soutenu ce qui pour nous est la
vérité. Si nous n'avons pas donné à l'appareil utérin toute
l'importance que M. Pidoux lui accorde dans l'étude des phénomènes puerpéraux, nous n'avons cependant pas oublié complétement cette importance : nous avons commencé ce travail
par des considérations physiologiques; nous y avons montré
l'étendue de l'état puerpéral, et dit qu'en dehors de son influence le développement de la fièvre puerpérale était impossible; enfin, nous avons eu maintes fois l'occasion de revenir
sur ce fait, que l'appareil anatomique de la génération présente une prédisposition particulière à ressentir le premier,
et plus vivement que tous les autres organes, l'action délétère

de l'empoisonnement qui cause la fièvre puerpérale ; de là, la fréquence des métro – péritonites et des phlébites utérines.

Si nous n'avons point trouvé en M. Pidoux un ami de l'école de la Maternité, nous y avons trouvé un puissant allié, qui a combattu, comme il sait combattre, la doctrine de la localisation.

Je n'ai point examiné dans une revue bibliographique les différentes opinions qui se sont produites sur la fièvre puerpérale ; je rappellerai, seulement pour mémoire, celle de Peu, qui attribuait tous les accidents à la rétention des lochies, et celle de Doublet, qui avait fait admettre l'explication de la métastase laiteuse. Aujourd'hui de nombreux médecins veulent réduire la maladie puerpérale épidémique aux proportions d'une simple affection locale, survenue chez une femme en couches comme elle aurait pu se montrer chez une autre personne : c'est au commencement de ce siècle que cette tendance a pris tout son développement dans les travaux de Pinel, Bichat, Gasc, Paul Delaroche, Broussais, Laennec, qui ne voyaient dans la fièvre puerpérale qu'une péritonite ou une inflammation des organes du bas-ventre. Dance fit voir plus tard que les femmes en couches pouvaient succomber à l'infection purulente ; MM. Duplay, Nonat, Botrel firent aussi de remarquables travaux sur l'angioleucite utérine, et la fièvre puerpérale menaça d'être oubliée. Aujourd'hui que les dissidences sont plus nombreuses que jamais, on ne saurait donc assez répéter que ce n'est qu'en dehors de l'influence épidémique qu'on observe des maladies puerpérales locales ; pendant une épidémie, elles disparaissent toutes pour faire place à la fièvre puerpérale. Aussi, pour bien apprécier ces maladies, nous croyons qu'il faut avoir été le témoin d'une grande épidémie, comme celle que nous avons observée à la

Maternité. La division des auteurs tient en grande partie à ce qu'ils ont vu et traité la maladie dans des circonstances différentes. Pour mon compte, j'avais déjà, pendant une année, à l'hôpital Beaujon, suivi les malades d'une salle d'accouchements; j'avais souvent, pour toute lésion, trouvé de la phlébite utérine avec des abcès métastatiques, et j'étais convaincu que les maladies puerpérales n'étaient que des maladies inflammatoires locales, et que le plus souvent la mort dépendait de l'infection purulente. Ce n'est que malgré moi que j'ai été amené à changer une opinion que je conserverais probablement encore, si le hasard ne m'avait mis en présence d'une grande épidémie, et j'ai été entraîné par l'évidence. La plupart des internes de la Maternité ont été, comme moi, convaincus par les faits; c'est à tort qu'on leur reproche d'accepter sans contrôle les préceptes du maître; jamais assurément, dans aucune école, les opinions ne se sont formées plus spontanément et plus librement.

Les différents systèmes qui ont successivement régné dans l'histoire des maladies ont eu leur source dans la manière dont on connaissait les organes, dont on comprenait leurs fonctions. Il faut que, dans leur marche, les sciences naturelles et la pathologie se prêtent un mutuel appui : quand elles se séparent, l'erreur est infaillible. Dans le vaste champ de la pathologie entière, les doctrines qui présidèrent à l'étude des maladies furent successivement empruntées à l'humorisme, au vitalisme, à l'organicisme : les maladies des femmes en couches subirent la loi commune, et depuis un demi-siècle nous avons vu apparaître dans leur étude une série de maladies locales. Aujourd'hui, après avoir poussé aussi loin que possible l'étude de l'anatomie des organes et des appareils, après avoir essayé de surprendre sur le fait leurs propriétés et leur action, on s'aperçoit que nos connaissances sont incapables de rendre compte de l'harmonie qui préside aux différents actes de la vie : c'est pour obéir au besoin de coordonner les faits, de les associer les uns aux autres, que les anatomistes et les physiologistes n'accordent plus toute leur attention à la dissection des solides, et qu'ils dirigent leurs travaux vers l'étude des liquides qui, répandus dans tout le corps, semblent former un lien naturel entre les différentes parties. Nous suivrons la même voie en pathologie : après l'étude des lésions des solides doit venir celle des altérations des liquides, du sang avant tout; et c'est en lui que nous avons placé le siége primordial de l'empoisonnement que nous désignons sous le nom de fièvre puerpérale.

S'il est impossible de pénétrer la cause, la nature intime des maladies, on peut du moins par comparaison, par analogie, arriver à la connaissance de quelques-uns de leurs caractères et se faire une idée approximative de leur pathogénie et de leur essence. Mais il est au-dessus des forces de notre entendement d'arriver en pathologie à la vérité absolue, comme il est refusé à notre intelligence de s'élever, en physiologie, jusqu'à la compréhension des mystères de la vie, et de saisir, par exemple, quelle est la différence immense qui sépare un être vivant de son cadavre. Nous avons dit que la fièvre puerpérale est une maladie générale, une maladie du sang; je n'oserais pourtant pas affirmer que cette opinion, quoique relativement vraie, représente la vérité tout entière et seulement la vérité; mais certainement elle est d'accord avec les notions physiologiques de notre époque. Peut-être subira-t-elle des transformations par suite des progrès ultérieurs de l'anatomie et de la physiologie : c'est là ce que je souhaite dans l'intérêt de la science et de l'humanité.

Si la manière dont nous avons conçu l'essence, la nature de la fièvre puerpérale n'est qu'une hypothèse, il faut avouer

que, mieux que toute autre doctrine, elle s'appuie sur l'observation et rend compte des différents phénomènes que nous
avons étudiés.

Je dirais volontiers, en terminant, que j'ai établi la manière dont les représentants de l'école de la Maternité, maîtres où élèves, comprennent la nature de la fièvre puerpérale;
mais, dans une question aussi délicate, j'aime mieux assu-
mer sur moi seul toute la responsabilité que de m'exposer à
un désaveu.

CHAPITRE XII.

CONCLUSIONS.

Dans chacun des chapitres de ce travail, nous avons essayé
de mettre en relief les points principaux, et, chemin faisant,
nous avons indiqué les conséquences qu'on pouvait en dé-
duire; nous résumerons les plus importantes sous forme de
conclusions.

1° L'état puerpéral est un état spécial qu'on a eu le tort
d'assimiler à l'état des amputés. Cet état est intimement lié
aux fonctions de la génération chez les femmes. La menstruation en est la première période; la puberté et la ménopause
en forment les deux limites extrêmes. Il convient d'y joindre
l'état que présentent le fœtus et l'enfant nouveau-né.

2° Le développement de la fièvre puerpérale n'est possible
que pendant la durée de l'état puerpéral. Cette maladie sévit
le plus souvent sur les femmes en couches; mais elle atteint
quelquefois les femmes enceintes, et plus rarement les femmes
non mariées ou les jeunes filles, surtout pendant l'époque
menstruelle. Elle s'étend jusqu'aux fœtus et aux enfants
nouveau-nés qu'elle fait périr en grand nombre.

3° Les maladies puerpérales sont multiples; diverses inflammations peuvent compliquer les couches, mais le diagnostic peut le plus souvent être établi entre la fièvre puerpérale et les affections inflammatoires.

4° Les preuves de l'existence de la fièvre puerpérale, de sa spécificité, sont :

> *a.* L'altération du sang;
> *b.* L'absence de lésions palpables dans certains cas;
> *c.* L'uniformité des symptômes, malgré la diversité des lésions habituelles;
> *d.* Sa nature épidémique;
> *e.* Sa propagation par contagion.

5° La fièvre puerpérale est une maladie générale, un empoisonnement de tout l'organisme, qui se fait probablement, dès le principe, dans le sang.

6° La fièvre puerpérale peut être comparée à un assez grand nombre de maladies : à la variole, au typhus, et, chez les animaux, à la pneumonie épizootique.

7° Le typhus et la fièvre traumatique sont des affections distinctes de la fièvre puerpérale.

8° Toutes les maladies locales connues, séparément ou collectivement, sont impuissantes à rendre compte des phénomènes connus sous le nom de fièvre puerpérale.

9° La fièvre puerpérale fait beaucoup plus de ravages dans les hôpitaux que dans la clientèle civile.

10° La fièvre puerpérale est épidémique et contagieuse. Il est probable que, dans certaines conditions, les médecins peuvent servir de transport au germe de la maladie.

11° Un médecin qui vient de faire une autopsie de fièvre puerpérale, ne doit jamais pratiquer immédiatement un accouchement.

12° Dans les cas graves, l'efficacité du traitement est nulle.

13° La prophylaxie seule peut faire diminuer notablement la mortalité des femmes en couches.

14° On doit favoriser autant que possible les accouchements à domicile.

15° Il faut remplacer les grandes maisons d'accouchements par de petites maternités.

16° On devra, autant que possible, recevoir les femmes enceintes dans l'hospice quinze jours au moins avant l'accouchement.

17° Dans un hôpital bien entendu, il faut séparer toutes les nouvelles accouchées les unes des autres ; chaque femme doit avoir une chambre particulière.

18° Les salles doivent n'être occupées qu'à tour de rôle. La chambre dans laquelle aura séjourné une nouvelle accouchée, devra être évacuée pendant quinze jours pour faciliter le lavage, la ventilation et le changement de la literie.

OBSERVATIONS.

J'avais rédigé et ajouté à mon mémoire cent observations ; leur publication complète n'aurait aucun intérêt ; j'en rapporterai donc un beaucoup plus petit nombre, et je les présenterai dans l'ordre indiqué dans l'introduction.

SECTION I.

OBSERVATIONS DE FIÈVRE PUERPÉRALE CHEZ DEUX JEUNES FILLES.

OBSERVATION I. — Fièvre puerpérale chez une jeune fille en dehors de l'état de grossesse et d'accouchement. Mort ; autopsie : épanchement purulent dans le péritoine ; utérus complétement sain.

Mlle R....., élève sage-femme à la Maternité, constitution très-robuste, bonne santé habituelle, a eu ses règles dans les premiers jours du mois de mai ; l'écoulement menstruel a été irrégulier et incomplet. Depuis ce temps, malaise général, perte des forces, inappétence, bouche mauvaise, pas de douleur de ventre.

9 mai. — Elle entre le soir à l'infirmerie ; fièvre, peau chaude, céphalalgie, bouche mauvaise ; rien ne peut faire présager une maladie grave. — Prescription : limonade sp., 2 pots.

10 mai. — Fièvre, peau animée, facies rouge, céphalalgie, langue sale ; aucun autre symptôme local.

Prescription : Ipéca..... 2 grammes) en 3 paquets.
 Émétique . 5 centigr.)

Le soir : a bien vomi ; se trouve soulagée ; souffre encore de la tête ; fièvre moins vive.

11 mai. — Fièvre vive; a eu un frisson intense; un peu de douleur dans le ventre; 120 pulsations, nausées. — Prescription : lim. sp., 2 pots; julep avec opium, 0,05, et alcoolature d'aconit, 3 gr.; catapl. abd.; glace, 3 kilog.; 2 lavements émollients.

12 mai. — Etat grave; fièvre très-vive; douleur dans le ventre; vomissements verdâtres; facies altéré; agitation; respiration gênée; rien à l'examen des poumons par l'auscultation et la percussion. — Prescription : lim. sp., 2 pots; julep, opium, 0,05, et alcoolature d'aconit, 3 gr.; cataplasme abdominal; glace; 20 sangsues à la face interne des grandes lèvres.

Le soir : état extrêmement grave; les vomissements continuent; la fièvre est très-vive; pouls petit, faible; facies très-altéré; respiration très-gênée; cyanose; refroidissement des extrémités; rien aux poumons. — Prescription : thé au rhum; vin de Malaga.

13 mai. — Pouls très-fréquent, presque insensible; prostration complète; respiration très-gênée; cyanose; refroidissement des extrémités avec teinte bleuâtre; mort imminente. — Prescription : thé sucré, 2 pots; julep avec opium, 0,10; punch au rhum, 400 gr.; sinapismes; alèzes chaudes; un quart de lavement avec 10 gouttes de laudanum.

Mort à midi.

Autopsie. — Trente heures après la mort. — L'abdomen seul a été examiné sur la demande de la famille : cavité péritonéale contenant une grande quantité de sérosité purulente, sans grumeaux; quelques plaques purulentes de consistance crémeuse adhèrent aux viscères abdominaux; injection du péritoine viscéral; foie volumineux, tacheté de jaune, très-gras; l'utérus et ses annexes ont été coupés par tranches extrêmement minces, et leurs tissus étaient parfaitement sains et fermes; la cavité utérine était intacte et contenait un peu de mucus épais, filant, onctueux, transparent.

Réflexions. — Nous ferons remarquer que la maladie et la mort de cette jeune fille eurent lieu du 1ᵉʳ au 13 mai, c'est-à-dire lorsque l'intensité de l'épidémie de fièvre puerpérale, qui sévissait sur les femmes en couches, était telle qu'elle nécessita la fermeture de la Maternité. Cette jeune fille, comme toutes les élèves sages-femmes, était chargée du soin des malades.

OBSERVATION II. — Fièvre puerpérale chez une jeune fille, hors l'état de grossesse et d'accouchement; début de la maladie au milieu d'une époque menstruelle; état grave. Guérison.

Mˡˡᵉ L......, élève sage-femme à la Maternité, bonne santé habituelle, bonne constitution. Depuis le 12 avril 1856, pendant l'épidémie de fièvre puerpérale, elle eut de la perte de l'appétit, du dégoût, des envies de vomir; chaque jour, quelques frissons erratiques, irréguliers, suivis d'une légère réaction fébrile.

23 avril. — Ecoulement menstruel depuis un jour. Aujourd'hui, deux frissons suivis de claquements de dents; céphalalgie.

Le 24. — Entrée à l'infirmerie des élèves sages-femmes. Fièvre vive, céphalalgie; douleur dans le ventre depuis hier; vomissements verdâtres; écoulement menstruel supprimé. — Prescription : potion avec sel de morphine, cataplasmes chauds.

Le 25. — La potion n'a pu être supportée; les vomissements continuent; fièvre vive, douleur de ventre très-intense. — Prescription : 16 sangsues à la partie interne des cuisses; bain; glace; cataplasmes sur le ventre.

Le 26 avril. — Les vomissements continuent ; fièvre vive ; pouls à 130 ; facies altéré ; douleur vive du ventre ; céphalalgie.

Le 27. — Etat grave ; douleur excessive dans le ventre, surtout à la région ombilicale ; la pression y est intolérable ; vomissements. — Prescription : 20 sangsues.

Le 28. — Etat grave ; fièvre très-vive ; facies altéré ; respiration gênée ; douleur vive dans le ventre. Les vomissements persistent, mais à un degré moins fort.

Le 29. — Même état ; se plaint beaucoup des hypochondres ; vomissements. — Prescription : 20 sangsues en forme de ceinture.

Le 30. — Les sangsues ont bien coulé. La malade se trouve mieux ; fièvre moins vive ; encore quelques vomissements.

Le 30 au soir. — Même état.

Le 1er mai. — La fièvre continue ; n'a jamais eu d'épistaxis, ne présente aucune tache sur le ventre ; rien aux poumons ; prostration considérable. Toujours quelques vomissements ; un peu de délire ; traits altérés ; langue sèche.

Le 2. — Quelques frissons erratiques. Même état. Les vomissements n'ont plus guère lieu qu'après l'ingestion des boissons. Fièvre toujours très-vive.

Le 3. — Même état.

Le 4. — Même état. Ventre sensible ; fièvre ; céphalalgie ; langue sèche et noirâtre ; toujours quelques vomissements.

Le 5. — Les symptômes s'amendent un peu ; la malade présente le même état, mais il est moins grave.

L'amélioration se continue dans les jours suivants, et, le 8 mai, on pouvait transporter la malade dans un pavillon isolé, au fond d'un grand jardin, sans lui faire éprouver trop de douleur. A cette époque, la malade avait encore une fièvre vive, avec de la douleur dans le ventre et un abattement considérable. Ces symptômes s'amendèrent vite, mais avec des alternatives de recrudescence tantôt dans la fièvre, tantôt dans les douleurs du ventre, quelquefois dans les vomissements. On fut obligé de lui appliquer plusieurs fois de petits vésicatoires sur le ventre. On employait concurremment les toniques et la préparation opiacée. Ce ne fut que le 8 juillet, que la malade fut assez forte pour être envoyée dans sa famille, où elle se rétablit complétement.

Réflexions. — Dans cette observation, c'est au milieu de l'époque menstruelle que débuta la maladie; mais, depuis quelque temps déjà, cette élève paraissait être sous l'influence de l'empoisonnement miasmatique, qui semblait n'attendre qu'une occasion favorable pour son développement. La forme de la maladie a été celle d'une péritonite puerpérale : les accidents et les douleurs qui, pendant longtemps, ont eu lieu du côté de l'abdomen, ne laissent aucun doute à ce sujet; les accidents généraux adynamiques qui se sont développés ensuite, ont indiqué l'état général dû à la fièvre puerpérale.

SECTION II.

OBSERVATION DE FIÈVRE PUERPÉRALE CHEZ UNE FEMME ENCEINTE.

OBSERVATION III. — Fièvre puerpérale pendant la grossesse. Mort. — Maternité, salle Sainte-Marie, n° 22.

Wolff, 20 ans, journalière, primipare, à Paris depuis deux ans, entre à la Maternité le 2 mai. Accouchement le même jour; le travail a duré 11 heures. Bonne santé habituelle.

Dans la journée du 30 avril, cette femme a souffert des reins. Pendant toute la nuit suivante, frisson avec claquements de dents.

1er mai. — Fièvre; douleur de reins; douleurs de ventre; céphalalgie; pas de vomissements.

Dans la nuit du 1er au 2 mai, la fièvre continue; à minuit, les douleurs de l'accouchement se déclarent; elles ne ressemblent en rien, dit la malade, aux douleurs qu'elle ressentait auparavant dans le ventre.

2 mai. — La malade entre à la Maternité. Elle a été amenée du dehors en voiture.

10 heures du matin. — Pendant le travail de l'accouchement, face pâle; douleur de ventre; langue sèche; pas de vomissements; 130 pulsations; accouchement à 11 heures du matin; passage immédiat à l'infirmerie.

Le soir : 120 pulsations; pas de frisson; langue humide; face médiocrement colorée. La malade se trouve bien; un peu de douleur dans le ventre; l'utérus remonte à deux travers de doigt au-dessous de l'ombilic. — Prescription : 30 sangsues à l'hypogastre; onguent napolitain belladoné en frictions.

Le 3 mai. — 108 pulsations; pas de frissons; langue bonne; ventre plus développé qu'hier. Pas de vomissements, pas de selles depuis trois jours. — Prescription : limonade, 2 pots; diète; cataplasmes abdominaux; 30 sangsues; calomel, 0,30 en trois paquets.

Le soir : 136 pulsations; pas de frissons; douleur épigastrique; pas de vomissements; 2 selles.

Le 4 mai. — Même état. — Même prescription.

Mort à 4 heures du soir.

Enfant mort le 3 mai.

Autopsie. — La cavité péritonéale contient une assez grande

quantité de liquide séro-purulent, et quelques flocons blanchâtres assez volumineux. L'utérus est bien revenu sur lui-
même ; quelques-uns de ses sinus contiennent du pus ; sa
cavité contient un détritus putrilagineux. Rien dans la poitrine, ni dans les autres organes.

SECTION III.

OBSERVATIONS SUIVIES DE MORT ; TRAITEMENTS DIVERS.

OBSERVATION IV. — Fièvre puerpérale, accidents avant l'accouchement;
frisson initial unique. Mort. — Maternité, salle Sainte-Marthe, n° 3.

Picard, 24 ans, primipare, à Paris depuis quatre mois,
entrée à la Maternité le 30 avril ; accouchement le 30 avril, à
10 heures du soir ; version.

Cette femme se portait bien pendant sa grossesse : le 30
avril, avant son accouchement, elle fut prise d'un frisson
intense et prolongé, de deux heures de durée, avec claquements de dents ; douleur dans la région hypogastrique et
dans les reins. — Accouchée à 10 heures du soir ; passage
immédiat à l'infirmerie.

1er mai. — Fièvre intense ; facies pâle, altéré. Ballonnement et douleur vive du ventre.

> Bagnols, 100 grammes. — Bordeaux. 500 grammes.
> Vésicatoire abdominal. — Opium.. 10 centigr.

Le soir : 140 pulsations ; pas de frisson depuis hier, langue
nette. Enduit sur les gencives ; ventre volumineux et très-
douloureux dans les hypochrondes ; pas de vomissements,
pas de selles.

2 mai. — 140 pulsations ; pas de frisson ; oppression con-

sidérable, face pâle, langue sèche; pas de vomissements; ventre ballonné. Diarrhée; va sous elle.

3 mai. — Mort à une heure du matin.

Enfant mort le 2 mai.

Autopsie. — Péritonite; phlébite utérine; aucun abcès métastatique. Rien dans la poitrine.

Réflexions. — Le début du frisson, avant l'accouchement, la progression des accidents qui vinrent ensuite, la rapidité de la mort seraient suffisants pour faire regarder ce fait comme un cas de fièvre puerpérale avant l'accouchement; je ne l'ai pas fait parce que je l'ai trouvé moins probant que le précédent. Les observations de ce genre ne sont d'ailleurs pas rares; M. H. Dor en citait dernièrement un exemple dans lequel le frisson avait commencé 8 heures avant l'accouchement; j'ai trouvé des faits semblables dans la plupart des auteurs qui ont écrit sur la fièvre puerpérale.

OBSERVATION V. — Fièvre puerpérale, frisson initial violent, eschare à la vulve; traitement par le sulfate de quinine. Mort. — Maternité, salle Sainte-Marie, nº 27.

Regny, 19 ans, journalière, primipare, à Paris depuis un an, entre à la Maternité le 16 avril; accouchée le 18 à 2 heures du soir; le travail a duré 5 heures 1/2.

Cette femme allait bien, quand elle fut prise, le 19, d'un frisson extrêmement violent, qui dura une heure; la peau était, pendant ce temps, froide et verdâtre, la langue sèche et rosée.

20 avril.—144 pulsations; pas de frissons depuis hier. Douleur dans le ventre, surtout au niveau des parties latérales de l'utérus. Pas de garde-robes depuis l'accouchement.—Tisane; eau de Sedlitz avec 0,10 grammes de tartre stibié; lavement

purgatif pour le soir; onction avec l'onguent napolitain belladonisé.

Le soir. — 144 pulsations; pas de frisson. La malade
n'a pas vomi; une seule garde-robe; douleur modérée dans
tout le ventre.

21 avril. — 136 pulsations; pas de frisson; moins de douleur de ventre; utérus un peu volumineux; pas de vomissements; 2 selles. — Eau de groseilles, eau de Seltz, lavement
purgatif, onguent napolitain belladonisé.

Le soir. — 128 pulsations; langue humide et brune.
Assez vives douleurs de ventre; pas de vomissements; plusieurs selles.

22 avril. — 120 pulsations; pas de frisson; langue rouge
et collante; ventre volumineux et douloureux. 5 à 6 vomissements depuis hier; 5 à 6 selles. Anhélation; voix éteinte.
La sécrétion du lait ne s'est pas effectuée. — Eau de groseilles;
julep avec 1 gramme de sulfate de quinine et 0,05 grammes
d'opium; un lavement émollient; onction avec l'onguent
napolitain belladonisé.

Le soir. — Pouls très-fréquent; pas de frisson; langue
rouge et sèche; ventre très-ballonné, pas douloureux; pas de
vomissements, pas de selle. Anhélation; douleur au côté
de la poitrine. Matité au tiers inférieur du poumon droit, avec
râle crépitant. — Sinapismes.

23 avril. — 120 pulsations; langue un peu rouge. Matité
et râle crépitant à la base des poumons. Même état; eschares
à la vulve. — Eau de groseilles; julep avec 1 gramme de
sulfate de quinine et 30 grammes de sirop diacode; Bagnols,
100 grammes; vin de quinquina, 60 grammes; 2 lavements
émollients; 2 bouillons.

Le soir. — 140 pulsations; pas de frisson; ventre volumineux, sonore, médiocrement douloureux. Nausées, pas de vomissements, pas de selle.

Mort le 24 à 9 heures du matin.

Enfant mort le 26 avril.

Autopsie. — Phlébite utérine; péritonite; épanchement pleurétique, abondant dans le côté droit avec engouement pulmonaire.

OBSERVATION VI. — Fièvre puerpérale; pas de frisson, douleurs abdominales, épanchement pleurétique. Mort, autopsie. — Maternité, salle Sainte-Marthe, n° 9.

Aubrée, 28 ans, blanchisseuse, primipare, demeurant à Paris depuis 4 mois, entrée à la Maternité le 21 avril; accouchement le même jour; le travail a duré 16 heures.

Douleurs de ventre depuis le 14 avril; le même jour, administration d'un ipéca.

15 avril. — Pas de frisson; utérus s'étendant au niveau de l'ombilic; douleur à la pression. La malade se trouve un peu mieux depuis son vomitif. — Émollients.

16 avril. — Transport à l'infirmerie. Même état. — Potion calmante.

Le soir. — Cette malade souffre toujours du ventre, quoique moins vivement; elle se plaint de gêne dans la respiration. Rien aux poumons, teinte un peu jaune de la peau.

17 avril. — 120 puls.; pas de frisson; douleur médiocre dans le ventre; langue rouge; enduit sur les gencives. Utérus volumineux, s'élevant au milieu de l'espace pubio-ombilical; pas de vomissements, pas de diarrhée. Anxiété générale; narines agitées; injection des capillaires de la face; intelligence paresseuse; teinte jaunâtre de la peau et des sclérotiques. Dyspnée, toux; rien aux poumons. — Julep avec alcoolature d'aconit. Bouillon.

Le soir. — Pouls très-fréquent, pas de frisson, ventre médiocrement douloureux, ballonné, très-sonore. Pas de vomissements, 3 selles. Langue rouge, sèche au milieu. Sueurs abondantes. Dyspnée; matité dans toute la moitié inférieure du poumon droit; ægophonie.

18 avril. — 146 pulsations; pouls petit, douleur peu vive du ventre; cyanose. Matité dans la moitié inférieure du côté droit de la poitrine; ægophonie. — Julep avec oxyde blanc d'antimoine.

Le soir. — Pouls très-fréquent; ventre un peu dur, sans douleur; pas de vomissements, trois selles diarrhéiques. Langue sèche. Teinte jaune de la peau. Face altérée. La malade ne souffre nulle part, ses réponses sont nettes, ses mouvements faciles.

19 avril. — Mort à 3 heures du matin.

Autopsie. — Le 21 à midi. Péritonite avec sérosité rougeâtre et flocons purulents. Phlébite énorme dans une très-grande quantité des vaisseaux de l'utérus et des ligaments larges; suffusion purulente dans le tissu qui sépare les veines les unes des autres. Ovaires volumineux, mous, transformés en un magma purulent. Pas d'abcès métastatiques; rien dans le foie, la rate, les reins, le cerveau, l'utérus. Épanchement pleurétique à droite.

OBSERVATION VII. — Fièvre puerpérale; frisson initial unique, vomissements, diarrhée, contracture des extrémités. — Mort après sept jours de maladie. — Maternité, salle Sainte-Marthe, n° 13.

Brouillard, 22 ans, femme de chambre, primipare, accouchée le 12 avril au matin. Bonne santé habituelle; bonne grossesse; accouchement facile; légère hémorrhagie après la délivrance; transport immédiat à l'infirmerie dans un état de faiblesse assez grand. — Tilleul sucré; cataplasme; deux bouillons, deux potages.

12 avril, le soir. — A peine de fièvre; un peu de chaleur à la peau; frisson léger qui a duré un quart d'heure. Ventre nullement douloureux; l'utérus dépasse l'ombilic. La malade se plaint des reins, des cuisses et des jambes.

13 avril. — Fièvre assez vive; pas de frisson depuis hier; céphalalgie. L'utérus est douloureux, il remonte au niveau de l'ombilic. — Julep avec opium 0,05 gramme.

Le soir. — Même état. — Ipéca.

14 avril. — Pouls fréquent; peau chaude et sèche; la malade a bien vomi hier soir après avoir pris la poudre d'ipécacuanha; les vomissements ont cessé depuis cette époque. Ventre ballonné et douloureux à une pression superficielle; langue sale; narines pulvérulentes. — Vésicatoire sur le ventre; onction avec l'onguent napolitain.

15 avril. — 120 pulsations; pouls mou, dépressible; langue petite, sale. La douleur du ventre n'a pas diminué; lorsqu'on le presse les plaintes sont cependant moins vives qu'hier. Vomissements, surtout après l'ingestion des boissons. — Julep avec alcoolature d'aconit; onction avec l'onguent napolitain belladonisé.

16 avril. — Pouls très-fréquent, développé; ventre ballonné et douloureux; quelques vomituritions; un peu de délire aujourd'hui avec contraction des extrémités.

17 avril. — 144 pulsations; douleur médiocre dans le ventre; enduit saburral sur la langue; pas de vomissements, deux selles diarrhéiques depuis hier. La malade dit qu'elle se trouve un peu mieux. — Tilleul orangé sp. 2 pots; julep avec alcoolature d'aconit. Onguent napolitain sur le ventre; bouillon.

Le soir. — Pouls fréquent, petit, misérable; langue petite

et sèche; ventre assez douloureux. Plusieurs vomissements; un lombric a été rejeté avec l'un d'eux. Narines pulvérulentes, face grippée; agitation.

18 avril. — 140 pulsations; langue petite et sèche; douleur médiocre dans le ventre; pas de vomissements. La malade se trouve mieux et demande à manger.

19 avril. — 152 pulsations; pouls très-petit. Langue petite, humide, rosée; dents sèches; enduit sur les gencives; pas de vomissements; selles diarrhéïques involontaires. — Julep avec alcoolature d'aconit; onguent napolitain; bagnols.

Le soir. — Pas de vomissements; selles involontaires; délire; agonie commençante.

Mort à 11 heures du soir.

Autopsie. — Épanchement purulent considérable dans le ventre; flocons purulents volumineux, attachés aux différents viscères, recouvrant la totalité de l'utérus. Sinus utérins suppurés; infiltration purulente dans le tissu de la matrice; cavité utérine putrescente; on y aperçoit l'orifice de quelques sinus qui sont remplis de sanie. Les plèvres contiennent un peu de sérosité et quelques plaques purulentes. Le péricarde contient une assez grande quantité de sérosité rougeâtre. Le foie était volumineux, friable, très-chargé de graisse.

OBSERVATION VIII. — Fièvre puerpérale; accouchement par le forceps, agitation maniaque brusque, deux frissons. Mort. — Maternité, salle Sainte-Marthe, n° 3.

Gouet, 25 ans, bonne, primipare, à Paris depuis trois ans, entrée à la Maternité le 10 avril. Accouchement au forceps le 12.

Cette femme allait très-bien, quand brusquement elle fut prise d'agitation maniaque.

15 avril. — Fièvre; délire. — Eau de Sedlitz.

16 avril. — L'agitation a disparu ; la malade reste tranquille ; fièvre assez vive ; trois selles. — Ipéca ; julep avec 3 grammes d'alcoolature d'aconit ; onguent napolitain belladonisé.

Le soir. — A bien vomi , a été tranquille aujourd'hui ; à cinq heures, frisson d'une demi-heure de durée ; langue toujours sale ; aucune douleur de ventre.

17 avril. — 100 pulsations. Cette malade va très-bien ; pas d'agitation ; bon sommeil ; légère douleur dans le ventre ; un vomissement pendant la nuit dernière. — Julep avec 3 grammes d'alcoolature d'aconit ; lavement amidonné.

Le soir. — Toujours beaucoup de fièvre ; céphalalgie ; douleur de ventre ; plusieurs frissons irréguliers suivis de sueur. Pas de vomissements.

18 avril. — 100 pulsations ; céphalalgie et douleurs de ventre ; langue toujours un peu sale sur le dos ; diarrhée. — Riz sucré avec le sirop de coings ; julep avec alcoolature d'aconit ; lavement amidonné ; bouillon.

Le soir. — La malade se trouve bien ; peu de fièvre ; aucune douleur de ventre.

19 avril. — 96 pulsations ; aucune douleur de ventre ; pas de vomissements ; diarrhée. — Même prescription.

Le soir. — 124 pulsations ; dyspnée ; rien aux poumons ; langue jaune sur le dos ; gencives rouges ; douleur vive dans le ventre ; quelques nausées, pas de vomissements, une selle diarrhéique ; peau brûlante ; la malade parle seule. — Eau miellée deux pots avec 0,15 gramme d'émétique dans les deux pots.

20 avril. — 120 pulsations ; vomissements verdâtres ; ventre douloureux, légèrement ballonné ; facies un peu altéré. — Vésicatoire sur le ventre ; onctions avec l'onguent napolitain belladoné ; bouillon.

Le soir. — 132 pulsations; la malade a déliré pendant la journée; langue sale; gencives boursouflées; pas de vomissements; une selle; respiration gênée et fréquente.

21 avril. — Même état; éruption érythémateuse disséminée sur tout le corps, groupée dans certains points en plaques isolées. Pas de frisson; pas de céphalalgie; selles involontaires; la malade ne souffre nulle part. — Eau de Sedlitz, une bouteille; lavement purgatif le soir; bagnols 150 grammes.

Le soir. — 148 pulsations: langue collante; respiration pressée; rien à l'examen des poumons; ventre souple, peu douloureux. — L'eau de Sedlitz a déterminé des vomissements; quelques selles diarrhéïques.

22 avril. — 144 pulsations; langue collante.

Délire; soubresauts des tendons.

Morte à 2 heures du soir.

Enfant mort le 22 avril.

Autopsie. — Péritonite; phlébite utérine sans abcès métastatique; un peu d'épanchement dans les plèvres; sérosité sanguinolente dans le péricarde; caillot fibrineux dans le cœur; cerveau et méninges sans aucune altération.

OBSERVATION IX. — Fièvre puerpérale; frisson initial unique, cyanose prononcée. Mort; autopsie : épanchement péritonéal et pleurétique. — Maternité, salle Sainte-Marthe, n° 5.

Bernard (Marie), primipare, 21 ans, domestique, depuis quinze mois à Paris, entrée à la Maternité le 9 avril. Accouchement le 15 avril; le travail a duré quatre heures et demie.

Cette femme a souffert un peu du ventre dans la journée du 17; frisson dans la nuit du 17 au 18.

18 avril. — La douleur de ventre continue; la montée du lait avait eu lieu; mais les seins se sont affaissés depuis le frisson. — Ipéca.

19 avril. — Douleur assez vive du ventre ; l'utérus n'est qu'à deux travers de doigts au-dessous de l'ombilic ; ventre dur ; un peu de pâleur de la langue et des gencives qui sont recouvertes d'un enduit blanc. Pas de vomissements, quatre selles diarrhéiques pendant la nuit ; 108 pulsations ; face pâle et altérée. — Chiendent miellé nitré ; julep avec alcoolature d'aconit ; un quart de lavement amidonné et laudanisé.

Le soir. — 128 pulsations ; la malade ne se trouve pas bien ; la peau est presque froide ; cyanose manifeste au nez et aux joues ; difficulté dans la respiration ; toux provoquant de vives douleurs dans le ventre ; abdomen très-volumineux, mais souple ; la pression y détermine de vives douleurs. Pas de vomissements ; une selle à peine liquide ; langue nette. L'exploration de la poitrine n'y fait rien découvrir d'anormal, elle produit une très-vive douleur dans l'abdomen.

20 avril. — 108 pulsations. Douleur extrêmement vive dans tout le ventre ; abdomen volumineux sans être distendu ; pas de vomissements ; une seule garde-robe ; langue collante. Pas de frisson ; teinte pâle de la face. — Julep avec alcoolature d'aconit ; onction avec l'onguent napolitain.

Le soir. — 120 pulsations , la malade souffre beaucoup du ventre ; vomissements porracés ; selles involontaires. Respiration gênée ; cyanose légère ; matité à la partie inférieure du poumon droit ; souffle, ægophonie. Un peu d'épanchement dans la cavité pleurale gauche, mais beaucoup moins qu'à droite. Tremblotements musculaires.

21 avril. — 116 pulsations ; souffre moins du ventre ; langue humide ; teinte pâle de la face avec stase sanguine dans quelques vaisseaux veineux. La malade se plaint du côté droit : matité ; souffle très-marqué ; quelques bulles de râle crépitant font penser à l'existence d'une pleuro-pneumonie.

Lochies fétides, peu abondantes. —Julep avec 0,15 gramme de tartre stibié; onctions avec l'onguent napolitain bellado·nisé; eau de camomille chlorurée pour injections vaginales.

Le soir. — La malade souffre beaucoup des reins et du ventre; vomissements verdâtres abondants; diarrhée intense; respiration gênée. État très-grave.

22 avril. — 128 pulsations; ventre volumineux, distendu; la malade ne peut y supporter le poids d'un cataplasme. Un peu de hoquet. Langue très-humide. — Emétique, 0,30 gramme dans un julep; bagnols, 500 grammes.

Mort le 22 avril à 2 heures du soir.

Enfant mort le 26 avril.

Autopsie. — Péritonite avec production d'une grande quantité de sérosité purulente. Phlébite utérine. Aucun abcès métastatique. Cavité de la matrice putrescente. Epanchement pleurétique abondant dans les deux plèvres, surtout à droite. Le poumon est fortement engoué dans son tiers inférieur. Le péricarde contient de la sérosité sanguinolente. Le foie est volumineux, très-graisseux; la rate est friable.

OBSERVATION X. — Fièvre puerpérale; frisson initial, peu de douleur de ventre; traitement par le sulfate de quinine; phlegmon de l'avant-bras. Mort; autopsie. — Maternité, salle Sainte-Marthe, n° 11.

Guillois (Marie), 40 ans, domestique, multipare, trois enfants; cette femme habite Paris depuis six mois, elle entre à la Maternité le 22 avril; accouchée le 25 avril pendant la nuit.

Cette femme allait très-bien dans la journée du 25, après son accouchement.

26 avril. — Cette malade a eu ce matin un frisson très-violent qui dure encore pendant la visite; 108 pulsations.

Douleur dans le bas-ventre; langue collante; enduit sur les gencives. — Ipéca, 2 grammes, à mélanger avec 0,10 gr. d'émétique; prendre après les vomissements un julep avec 1 gramme de sulfate de quinine, et 30 grammes de sirop diacode; onctions sur le ventre avec l'onguent napolitain belladonisé; cataplasmes.

Le soir. — 96 pulsations; a bien vomi, pas de selles. Langue nette; aucune douleur de ventre.

27 avril. — 96 pulsations; pas de frisson; pas de douleur de ventre; langue un peu sèche; enduit très-abondant sur les gencives. — Même prescription, moins l'ipéca stibié.

28 avril. — 108 pulsations; pas de frisson; souffre du ventre, surtout à gauche où l'on sent une petite tumeur résistante; l'autre côté présente aussi un peu d'empâtement. Langue peu humide. Pas de vomissements. — Chiendent nitré; julep diacodé; onguent napolitain belladonisé. Un bouillon.

Le soir. — 112 pulsations; pas de vomissements, trois selles. Pas de frisson. Langue grenue.

29 avril. — 116 pulsations; ventre tendu, douloureux. Langue humide, rouge à la pointe. Beaucoup de diarrhée. Dyspnée. — Chiendent miellé nitré; vésicatoire sur le ventre; julep avec 0,10 gramme d'opium; onguent napolitain belladonisé.

Le soir. — 108 pulsations; pas de frisson. Un vomissement, quelques selles. Sueur générale; la malade se trouve mieux.

30 avril. — 120 pulsations; pas de frisson. La malade souffre peu, elle se trouve bien. Langue sèche; teinte jaunâtre de la face. Cyanose, dyspnée; rien à l'examen des poumons.—Même prescription.

Le soir. — 140 pulsations; langue sèche. Phlegmon très-douloureux à l'avant-bras droit ; taches violacées au coude gauche.

Mort le 1er mai à 6 heures du matin.

Enfant mort le 30 avril.

Autopsie. — Péritonite ; phlébite utérine. Ovaires suppurés ; couche putrescente dans la cavité de l'utérus ; foie graisseux ; liquide sanguinolent dans le péricarde ; rien dans les plèvres, ni dans les poumons. Infiltration purulente dans toute la partie radiale de l'avant-bras. Pas d'abcès métastatique.

OBSERVATION XI. — Fièvre puerpérale ; frisson léger, pas de vomissements, douleur abdominale médiocre, dyspnée ; émissions sanguines ; mort. — Maternité, salle Sainte-Marthe, n° 1.

Parrot, 28 ans, domestique, primipare, à Paris depuis deux mois, entrée à la Maternité le 30 avril ; accouchée le même jour.

1er mai. — A midi, frisson de courte durée ; douleurs dans les reins ; céphalalgie ; peau chaude, tissus injectés ; 140 pulsations. — Saignée à 6 heures du soir ; 30 sangsues à 10 heures.

2 mai. — 140 pulsations ; la malade se trouve un peu mieux ; pas de frisson. Douleur dans le ventre, surtout du côté droit ; pas de vomissements ; pas de selles. — Limonade sucrée ; 30 sangsues.

Le soir. — 140 pulsations environ ; pas de frisson. La malade se trouve soulagée ; langue très-nette, un peu sèche. L'utérus est très-dur, très-rétracté, fort douloureux ; douleur médiocre dans le reste du ventre ; pas de vomissements. Un peu d'anxiété dans la respiration ; une épistaxis. — 20 sangsues.

3 mai. — 120 pulsations ; pas de frisson ; langue humide ;

gencives gonflées et rouges. Utérus toujours très-dur et douloureux; pas de douleur dans le reste du ventre ; pas de vomissements. — Limonade, sirop ; 5 ventouses scarifiées sur l'abdomen ; diète.

Le soir. — Pouls fréquent ; peau chaude ; langue à moitié sèche. La malade ne souffre pas. — 10 ventouses scarifiées sur l'abdomen.

4 mai. — Fièvre modérée ; pas de frisson ; langue bonne, humide; pas de vomissements ; facies bon. La malade demande à manger. — Limonade, sirop ; onguent napolitain belladonisé en frictions. Diète.

5 mai. — 132 pulsations ; ventre souple, peu douloureux; pas de selles. — Même prescription.

Le soir. — Depuis ce matin l'état de la malade est complétement changé. Pouls très-fréquent, filiforme; douleur de ventre avec ballonnement; quelques nausées; anxiété extrême; face cyanosée ; odeur cadavérique. — Vésicatoire aux mollets.

Mort le 6 mai à 4 heures du matin.

Enfant mort-né.

Autopsie. — Péritonite; phlébite; sérosité sanguinolente dans le péricarde ; foie et rate volumineux et ramollis; foie graisseux et tacheté; ovaires suppurés; les trompes utérines sont suppurées et contiennent de la sanie. Rien à l'intestin; rien au poumon. Cerveau normal.

OBSERVATION XII. — Fièvre puerpérale; trois frissons, très-vive douleur de ventre; vomissements. Mort; abcès métastatiques. — Maternité, salle Sainte-Marie, n° 31.

Bernard, 20 ans, blanchisseuse, primipare, depuis six ans à Paris, entrée à la Maternité le 24 septembre. Accouchée le

25 septembre, à 2 heures du matin ; le travail a duré deux heures.

Dans la nuit du 25 au 26, frisson, précédé de deux heures environ par la douleur abdominale, vive surtout dans le côté gauche.

26 septembre. — 128 pulsations; pouls médiocrement résistant; sueur abondante; langue légèrement blanchâtre et ventre douloureux, surtout à gauche. — Eau de groseilles, deux pots ; saignée, 200 grammes; onguent napolitain belladonisé; cataplasmes.

Le soir. — 128 pulsations; frisson d'une heure de durée.

27 septembre. — 116 pulsations; pouls mou, dépressible; pas de frisson; ventre peu volumineux, très-douloureux. Pas de vomissements, selles fréquentes. — Riz sp. de coings, deux pots ; julep avec 1,50 gramme de perchlorure de fer ; vésicatoire sur le ventre; onguent napolitain belladonisé ; 2/4 de lavement avec 2 grammes de perchlorure de fer.

Le soir. — 104 pulsations. Pas de frisson; même état.

28 septembre. — 112 pulsations; frisson pendant la visite. Ventre très-douloureux; un vomissement bilieux; peau cyanosée. — Riz sp. de coings; julep avec 0,15 gramme d'extrait thébaïque; onguent napolitain belladonisé; 2 lavements avec 2 grammes de perchlorure de fer; diète.

Le soir. — 104 pulsations. Pas de frisson; ventre tellement douloureux, qu'il est impossible d'y toucher. Vomissements et selles fréquentes. Respiration gênée. — Opium 0,10 gr. en 4 pilules.

29 septembre. — 116 pulsations; pas de frisson ; la malade a dormi pendant la nuit. Ventre volumineux, sonore, très-douloureux. — Julep gommeux ; opium 0,30 en six pilules; onguent napolitain belladonisé pour onctions ; 2/4 de lavement avec 2 grammes de perchlorure de fer.

Le soir. — 124 pulsations; vomissements fréquents.

30 septembre. — 148 pulsations; pouls très-petit; pas de frisson; langue sèche; ventre extrêmement douloureux; hoquet; vomissements fréquents, abondants, verdâtres. Respiration difficile. Cris. — Riz sp. de coings; opium 0,40 en 8 pilules; glace; eau de Seltz.

Le soir. — Délire; extrémités froides; pas de vomissements, pas de selles.

Mort le 30, à 9 heures et demie du soir.

Autopsie. — Abdomen très-volumineux, tendu, contenant une très-grande quantité de gaz. Intestins grêles finement injectés. Péritonite avec épanchement abondant. Épanchement dans les deux plèvres. Deux abcès métastatiques à la base du poumon droit, placés immédiatement sous la plèvre pulmonaire; phlébite utérine; sanie fétide dans la cavité de la matrice; foie graisseux.

OBSERVATION XIII. — Fièvre puerpérale; douleur aux hypochondres, dyspnée; deux frissons erratiques au début. Mort. — Maternité, salle Sainte-Marthe, n° 6.

Rigaut, 30 ans, lingère, primipare, depuis 8 ans à Paris, entrée à la Maternité le 25 septembre. Accouchement normal le 26 à 7 heures du matin; le travail a duré neuf heures.

Le 26 cette femme allait très-bien; dans la nuit du 26 au 27, quelques frissons erratiques sans réaction fébrile. La journée du 27 se passa bien. Pas de médication. Quatre bouillons.

28 septembre — 120 pulsations; quelques petits frissons pendant la nuit; peau chaude, halitueuse. Langue large, humide, un peu sale sur le milieu; gencives gonflées et rouges; ventre souple; un peu de sensibilité à l'hypogastre; pas de vomissements; une selle normale; rien aux poumons. La ma-

lade a bien dormi pendant la nuit. — Gomme sp. 2 pots ;
ipéca 2 grammes avec émétique 0,05 gramme ; onguent napolitain belladonisé ; cataplasme sur le ventre ; une cuillerée
de solution d'acide chromique.

29 septembre. — 136 pulsations ; pas de frisson ; langue
large, humide ; gencives tuméfiées. Douleur à l'hypochondre
gauche ; utérus à trois travers de doigts au-dessus des pubis ;
pas de vomissements. La malade a faim. — Gomme sp. ;
3 cuillerées de solution d'acide chromique ; onguent napolitain belladonisé en friction ; diète.

Le soir. — 116 pulsations ; pas de frisson ; langue large,
humide ; ventre volumineux, douloureux à la pression ; les
hypochondres sont très-sensibles.

30 septembre. — 116 pulsations ; pas de vomissements ;
coliques et diarrhée ; un peu de gêne dans la respiration. —
Gomme sp. 2 pots ; 3 cuillerées de solution d'acide chromique ; diascordium, 5 grammes ; vésicatoire sur le ventre ;
onguent napolitain belladonisé ; diète.

Le soir. — 112 pulsations ; pas de frisson ; 36 inspirations ; langue humide ; souffre un peu moins du ventre ; pas
de vomissements ; deux selles.

1er octobre. — 84 pulsations ; pas de frisson ; ventre douloureux ; pas de vomissements ; deux selles ; dyspnée. —
Même prescription.

2 octobre. — 112 pulsations ; pas de frisson ; langue humide ; ventre très-douloureux ; pas de vomissements ; pas de
selles ; un peu de dyspnée ; douleur dans le côté droit de la
poitrine ; matité en arrière avec un peu de retentissement de
la voix. — Gomme sucrée, 2 pots, 5 cuillerées de solution
d'acide chromique ; diascordium, 5 grammes ; onguent napolitain belladonisé ; vésicatoire sur le côté droit de la poitrine ;
deux bouillons.

Le soir. — 128 pulsations; pas de frisson; peau froide; langue humide; pas de vomissements.

3 octobre. — 132 pulsations; pas de frisson; langue humide, rouge; ventre tendu, nullement douloureux; pas de vomissements; pas de selles; sueur froide, abondante sur la face; mains froides; pommettes cyanosées. — Eau rougie sucrée; vin de Bordeaux, 100 grammes; deux bouillons.

Le soir. — 132 pulsations; 48 inspirations; langue humide et froide; ventre tendu, peu douloureux; nausées sans vomissements; selles nombreuses, brunâtres. Peau froide; lèvres violacées, extrémités cyanosées. — Bordeaux; opium 0,05 gramme en une pilule.

Mort le 3, à 9 heures et demie du soir.

Autopsie. — Péritonite; injection de la séreuse; pus dans la cavité abdominale; utérus complétement sain, ferme, rosé; muqueuse stomacale un peu rouge, rien dans le reste de l'intestin; sérosité sanguinolente dans le péricarde; quelques plaques purulentes dans la plèvre droite, avec un peu d'épanchement; rien dans les poumons. Les autres organes sont sains.

SECTION IV.

OBSERVATIONS DE FIÈVRE PUERPÉRALE SUIVIE DE MORT, TRAITEMENT PAR LE SULFATE DE QUININE.

Dans la section précédente, on a pu remarquer quelques observations dans lesquelles la médication par le sulfate de quinine avait été déjà employée, mais ce traitement ayant été institué avant que M. Beau eût donné sa formule pour l'emploi du sulfate de quinine, nous avons cru que nous devions séparer ces faits de ceux que nous allons rapporter maintenant, et dans lesquels le médicament a été prescrit suivant les préceptes de M. Beau.

OBSERVATION XIV. — Fièvre puerpérale; traitement par le sulfate de quinine. Mort rapide.—Maternité, salle Sainte-Marie, nº 27.

(1856.) Béraud, 24 ans, confectionneuse, primipare, depuis 6 ans à Paris, entrée à la Maternité le 23 septembre; accouchement le 24 septembre, à dix heures et demie du matin ; le travail a duré onze heures et demie. Bonne santé antérieure.

Le 24 septembre, à onze heures du soir, frisson initial de dix minutes de durée ; douleur de ventre.

25 septembre. — 120 pulsations ; douleur tellement vive dans le ventre, que tout palper est impossible; vomissements incessants. — Eau de groseilles, 2 pots; ipéca stibié; vésicatoire abdominal; julep avec 1,50 gramme de sulfate de quinine à prendre en trois fois.

Le soir. — 124 pulsations ; pas de frisson ; douleur un peu moins vive dans le ventre ; les vomissements sont arrêtés depuis que l'effet du vomitif a cessé; bourdonnements d'oreilles.

26 septembre. — 144 pulsations; frisson de trois quarts d'heure de durée le matin ; langue sèche; douleur moins vive dans le ventre; face cyanosée ; 60 inspirations; tintements d'oreilles. — Julep avec 2 grammes de sulfate de quinine ; idem pour le reste.

Le soir. — 140 pulsations; pas de frisson ; pas de douleur de ventre; vomissements bilieux très-fréquents ; dyspnée considérable ; rien aux poumons; surdité; bourdonnements d'oreilles.

Mort le 27, à 6 heures du matin.

Enfant mort le 8 octobre.

Autopsie. — Le ventre est médiocrement distendu. Le cadavre est couvert de sugillations; l'ouverture du péritoine laisse échapper une grande quantité de sérosité jaunâtre, purulente, fétide. Les intestins sont distendus par du gaz, couverts d'arborisations vasculaires peu fines. L'utérus est volumineux, flasque; un petit amas de liquide purulent soulève le péritoine viscéral sur la face postérieure de l'organe. Il faut couper l'utérus avec soin pour y trouver des traces de pus, soit dans les veinules, soit dans le parenchyme même de l'utérus, au niveau de l'insertion des ligaments larges. La cavité utérine présente un détritus noirâtre, purulent par places. Les veines cave inférieure, iliaques et hypogastriques étaient parfaitement saines; les parois de ces vaisseaux ont leur coloration normale. Les plèvres et le péricarde contiennent une assez grande quantité de sérosité sanguinolente; pas d'autres lésions. Rien dans les reins; la rate est ramollie; le foie est volumineux, friable; on peut facilement enlever la capsule de Glisson. La substance du foie présente l'aspect suivant : on croit voir de nombreux points saillants, jaunâtres, du volume d'une tête d'épingle; les saillies apparentes sont arrondies avec quelques inégalités à la périphérie. Entre ces saillies se trouvent des points rougeâtres; plaques jaunes en certains endroits, surtout au-dessous de la capsule de Glisson. Le tissu hépatique est fortement chargé de graisse.

OBSERVATION XV. — Fièvre puerpérale ; traitement par le sulfate de quinine. Mort. — Maternité, salle Sainte-Marie, n° 18.

Balant, 28 ans, domestique depuis un an à Paris, entrée à la Maternité le 23 septembre, accouchée le 24, à midi.

Cette malade ressentit quelques douleurs de ventre dans la

nuit du 24 au 25 ; le 25, à 11 heures du matin, frisson léger, soif, céphalalgie.

25 septembre, le soir. — 136 pulsations ; langue collante ; très-vive douleur de ventre ; un vomissement bilieux ; pas de selles. — Gomme sp. 2 pots ; ipéca, 2 grammes avec émétique 0,05 gramme ; après le vomitif, faire prendre dans la nuit, en deux fois, un julep avec 1 gramme de sulfate de quinine.

26 septembre. — 120 pulsations ; pas de frisson ; langue collante ; douleur vive à la région hypogastrique ; utérus volumineux ; soif vive ; étourdissements et bourdonnements d'oreilles.—Chiendent miellé nitré ; julep avec 1,50 gramme de sulfate de quinine, en 3 doses ; vésicatoire sur le ventre ; onctions sur les cuisses, avec l'onguent napolitain belladonisé ; diète.

Le soir. — 112 pulsations ; même état.

27 septembre. — 108 pulsations ; pas de frisson ; langue un peu collante ; ventre très-douloureux ; pas de vomissements ; pas de selles ; pas de bourdonnements d'oreilles. — Julep avec 2 grammes de sulfate de quinine en 3 doses ; julep avec 1 gramme de perchlorure de fer ; idem pour le reste.

Le soir. — 112 pulsations ; ventre très-douloureux ; pas de vomissements ; cyanose ; dyspnée.

28 septembre. — A eu un vomissement hier soir ; se trouve mieux ce matin ; 100 pulsations ; pas de frisson ; face cyanosée ; pas de bourdonnements d'oreilles. — Julep avec 2,50 grammes de sulfate de quinine ; idem pour le reste.

Le soir. — 108 pulsations ; la malade vomit chaque fois qu'elle prend son julep au sulfate de quinine ; néanmoins, elle a du délire et des bourdonnements d'oreilles.

29 septembre. — Le pouls est à 128 ; pas de frisson, langue un peu visqueuse ; ventre volumineux, légèrement tendu,

médiocrement douloureux à la pression; pas de vomissements; mains violacées. — Julep au sulfate de quinine 2,50
grammes.

Le soir. — 124 pulsations; pas de frisson; pas de vomissements; agitation; délire; cris continuels; surdité très-pro-
noncée.

Mort le 29, à 9 heures du soir.

Autopsie. — Péritonite; phlébite utérine; foie volumineux,
graisseux; quelques plaques purulentesdans les plèvres; sérosité sanguinolente dans le péricarde; rien ailleurs.

OBSERVATION XVI. — Fièvre puerpérale; traitement par le sulfate de
quinine. Mort. — Maternité, salle Sainte-Marie, n° 32.

Fabre, 18 ans, lingère, primipare, née à Paris, entrée à la
Maternité le 24 septembre, accouchée le 24 septembre, à une
heure du soir; durée du travail, 8 heures.

25 septembre. — Cette femme allait très-bien, n'éprou-
vait aucun accident, quand elle fut prise, le 25, à neuf heures
du soir, d'un frisson prolongé, suivi de douleurs de ventre.

26 septembre. — 160 pulsations, langue collante, ventre
médiocrement douloureux à la pression; pas de vomissements, pas de selles. — Chiendent miellé nitré, deux pots;
ipéca, 2 grammes avec émétique 0,05 gramme; julep avec
1,50 de sulfate de quinine, en 3 doses; cataplasmes; onction
sur le ventre avec l'onguent napolitain belladonisé; diète.

Le soir. — 132 pulsations; pas de frisson; pas de vomissements depuis l'ipéca; selles nombreuses.

27 septembre. — 132 pulsations; langue large, humide,
blanchâtre; ventre souple, un peu volumineux, très-sensible
à la pression; bourdonnements d'oreilles. — Gomme sp. 2
pots; julep, avec 2 grammes de sulfate de quinine et opium

0,05, en 3 doses; cataplasmes sur le ventre; onguent napolitain belladonisé; diète.

Le soir. — Surdité; même état.

28 septembre. — 132 pulsations; pas de frisson; ventre résistant, douloureux, surtout à l'épigastre et aux hypochondres; pas de vomissements; deux selles; 48 inspirations; rien aux poumons; surdité. — Même prescription.

Le soir. — 128 pulsations; bourdonnements d'oreilles et surdité. — Même état.

29 septembre. — 144 pulsations; pas de frisson; langue sèche; ventre tendu, météorisé, douloureux aux hypochondres; nausées sans vomissements; surdité et bourdonnements d'oreilles. — Même prescription; on continue le sulfate de quinine.

Le soir. — 140 pulsations; pas de frisson; langue sèche; surdité et bourdonnements d'oreilles.

30 septembre. — 140 pulsations; pouls résistant; pas de frisson; langue sèche, fendillée; ventre tendu, météorisé, douloureux; deux vomissements bilieux ce matin; bourdonnements d'oreilles. — Même prescription; on continue le sulfate de quinine à la dose de 2 grammes.

Le soir. — 132 pulsations; pas de frisson; étouffement; hydrargyrie confluente sur la peau de l'abdomen.

Mort le 1er octobre, à 5 heures du matin.

Autopsie. — Péritonite étendue à tout le péritoine; liquide purulent en grande abondance dans l'abdomen; foie volumineux, graisseux; rate diffluente; phlébite utérine; putrescence dans la cavité de l'utérus; rien dans les poumons.

OBSERVATION XVII. — Fièvre puerpérale; traitement par le sulfate de quinine; mort. — Maternité, salle Sainte-Marthe, n° 5.

Romette, 22 ans, journalière, multipare, depuis un an à

Paris, entrée à la Maternité le 18 octobre, accouchée le 22 octobre ; durée du travail, 10 heures ; aucun accident.

Dans la même journée, frisson qui dure deux heures, douleur hypogastrique au niveau de l'utérus. — Ipéca stibié ; julep avec 1,50 grammes de sulfate de quinine.

23 octobre. — 128 pulsations ; pas de frisson ; douleur hypogastrique ; pas de vomissements ; surdité. — Limonade sp. 2 pots ; onguent napolitain belladonisé ; julep avec 2 grammes de sulfate de quinine.

24 octobre. — 104 pulsations ; pas de frisson ; 32 inspirations, ventre douloureux, surtout à la région hypogastrique ; pas de vomissements ; dix selles ; surdité ; bourdonnements d'oreilles ; toux ; rien aux poumons. — Même prescription.

24 octobre, soir. — Même état.

25 octobre. — 100 pulsations ; pouls irrégulier ; 36 inspirations ; dyspnée ; rien à l'examen du cœur et des poumons ; pas de frissons ; ventre très-douloureux, surtout à la région sous-ombilicale ; surdité prononcée. — Même prescription.

26 octobre. — 112 pulsations ; pouls petit, irrégulier ; pas de frissons ; dyspnée considérable ; rien aux poumons ; ventre très-douloureux ; pas de vomissements ; selles involontaires. — Julep avec 2 grammes de sulfate de quinine, en 3 doses ; vin de Bordeaux, 100 grammes ; sinapisme ; diète.

Morte le 26 octobre, à onze heures et demie du matin.

Enfant mort le 8 octobre.

Autopsie. — Péritonite ; flocons purulents nombreux et bien formés ; phlébite utérine ; putrescence dans la cavité de l'utérus ; rien aux poumons et au cœur ; foie volumineux et graisseux.

SECTION V.

OBSERVATIONS DE CAS GRAVES, SUIVIS DE GUÉRISON.

Observation XVIII. — Fièvre puerpérale grave ; guérison.—Maternité,
salle Sainte-Marthe, n° 6.

Delamarre, 28 ans, lingère, multipare, depuis huit ans à
Paris, entrée à la Maternité le 12 avril, accouchée le 12 avril.
Accouchement facile.

Immédiatement après l'accouchement, tranchées utérines
assez fortes ; un léger frisson le lendemain ou le surlendemain
suivi de fièvre et de douleur de ventre. — Julep opiacé.

Le 18 avril. — Même état. — Ipéca. — L'administration
du vomitif avait été retardée à cause de la rougeur de la
langue.

Le 19 avril. — Passage à l'infirmerie le 19, à 6 heures
du matin ; à la visite on trouve : 116 pulsations ; douleurs de
ventre assez vives ; langue sèche, rapeuse. Pendant la nuit,
vomissements verdâtres ; selles nombreuses et diarrhéïques.
L'utérus remonte au-dessous de l'ombilic. — Chiendent
miellé ; julep diacode avec 3 grammes d'alcoolature d'aconit ;
frictions avec l'onguent napolitain sur tout le ventre.

Le soir. — 152 pulsations ; douleur spontanée à l'épigastre, réveillée dans les autres parties du ventre par une pression modérée ; l'abdomen n'est ni volumineux ni tendu ;
langue sèche, bleuâtre ; vomissements nombreux ; diarrhée
fréquente. La malade se trouve beaucoup plus mal ; face cyanosée, refroidie ; ongles bleuâtres ; dyspnée ; rien à la poitrine.

20 avril. — 108 pulsations ; pas de frisson ; ventre simple

et médiocrement douloureux ; langue collante et un peu bleuâtre ; pas de vomissements ; selles involontaires. — Chiendent miellé nitré, deux pots ; julep avec alcoolature d'aconit.

Le soir. — 104 pulsations ; pas de frisson ; à peine de douleur dans le ventre ; un seul vomissement ; langue sèche ainsi que les gencives ; face cyanosée, mais moins qu'hier ; respiration gênée ; rien aux poumons.

21 avril. — 96 pulsations ; pas de frisson ; souffre moins du ventre ; vomissements pendant la nuit ; langue sèche et bleuâtre ; teinte asphyxique de la face. — Julep avec alcoolature d'aconit ; onctions avec l'onguent napolitain.

Le soir. — 120 pulsations ; quelques frissons erratiques pendant la journée ; pas de vomissements ; une seule garde-robe ; langue moins sèche, encore bleuâtre.

22 avril. — 112 pulsations ; pas de frissons ; beaucoup moins de douleur de ventre ; langue rouge, sèche, fendillée ; pas de vomissements ; pas de selles ; l'utérus remonte au niveau de l'ombilic ; les intestins sont distendus ; la malade se sent beaucoup mieux ; lochies normales ; pas de lait. — Eau sucrée ; calomel, 0,50 gramme ; julep avec alcoolature d'aconit ; onctions avec l'onguent napolitain belladonisé ; injections vaginales avec eau de camomille chlorurée ; bouillon.

Le soir. — Se trouve beaucoup mieux ; langue sèche ; lèvres bleuâtres ; pas de vomissements ; une seule selle diarrhéique.

23 avril. — 104 pulsations ; la malade a bien reposé pendant la nuit ; à peine de douleur de ventre ; langue toujours sèche, restant cependant pendant quelque temps humide après que la malade a bu. — Julep avec alcoolature d'aconit ; opium, 0,025 gramme en une pilule.

Le soir. — 112 pulsations ; même état ; ventre dur, un

peu douloureux; on ne sent pas l'utérus; pas de tympanite.

24 avril. — Même état. — Julep diacodé avec alcoolature d'aconit; bagnols; opium, 0,05 gramme.

25 avril. — 112 pulsations; pas de frisson; langue toujours sèche; même état. — Même prescription.

26 avril. — 108 pulsations; pas de frisson; ne souffre pas du ventre; a beaucoup vomi pendant la nuit, sans cause appréciable; face bleuâtre, plus injectée que les autres jours. — Eau sucrée, 2 pots; julep avec alcoolature d'aconit; bagnols, 100 gr.; opium, 0,05.

Le soir. — 96 pulsations; pas de frisson; pas de douleurs de ventre; langue fendillée, très-sèche; pas de vomissements; selles diarrhéiques nombreuses. La malade se trouve mieux.

27 avril. — 100 pulsations; pas de douleurs de ventre. La malade va mieux. — Même prescription.

28 avril. — 96 pulsations; pas de douleurs de ventre; la sécheresse de la langue persiste. — Julep avec alcoolature d'aconit; opium, 0,05; bagnols, 100 gr.; 4 bouillons.

29 avril. — 94 pulsations; pas de frisson; pas de douleurs de ventre; langue un peu humide. Bon sommeil pendant la nuit; teinte encore asphyxique à la face. — Même prescription.

30 avril. — Va bien. Langue encore sèche; on permet à la malade de se lever. — Eau rougie, sp.; bagnols, 100 gr.; opium, 0,05 gr.; 2 bouillons; 2 potages.

1er mai. — État satisfaisant; la langue reste cependant sèche. — Même prescription; une portion d'aliments.

2 mai. — La malade va de mieux en mieux.

3 mai. — La langue est encore sèche; cependant la malade est assez bien pour qu'on lui permette de partir en voiture. Exeat.

Enfant mort le 17 avril.

OBSERVATION XIX. — Fièvre puerpérale grave; traitement par le sulfate de quinine; guérison. — Maternité, salle Sainte-Marthe, n° 13.

(1856.) Gilardet, 23 ans, lingère, multipare, habitant Paris depuis 3 ans; entrée à la Maternité le 6 octobre; accouchée le 7 octobre à 5 heures et demie du matin; 12 heures et demie de travail.

Bonne santé pendant la grossesse. Dans la journée du 7, douleur vive dans le côté droit de l'abdomen. Le soir du même jour, quelques petits frissons : langue sale, bouche amère. — Ipéca.

8 octobre. — 140 pulsations; pas de frisson; langue blanche, un peu humide. Douleur vive de l'abdomen, surtout à la région hypogastrique; utérus volumineux. — Eau de groseilles, 2 pots; eau de Sedlitz, une bouteille; julep avec sulfate de quinine, 1,75 gr.; cataplasmes sur le ventre; onction avec l'onguent napolitain belladonisé; injections vaginales avec l'eau de camomille chlorurée; diète.

9 octobre. — 112 pulsations; pas de frisson; langue humide; douleur abdominale vive, ne permettant pas la palpation; pas de vomissements; six selles; quelques coliques font pousser des cris à la malade; anxiété; dyspnée; pas de surdité; pas de bourdonnement d'oreilles. — Julep avec 2 gr. de sulfate de quinine et opium, 0,05 gr. Vésicatoire sur le ventre; onction sur les cuisses avec l'onguent napolitain belladonisé; 2 1/4 lavements amidonnés; injections chlorurées; diète.

Le soir. — 108 pulsations; pas de frisson; douleur abdominale très-vive; pas de vomissements; plusieurs selles; facies altéré.

10 octobre. — 88 pulsations; pas de frissons; langue humide; douleur vive dans le ventre; pas de vomissements; quelques selles. Bourdonnements d'oreilles depuis le matin. — Même

prescription: on porte la dose de sulfate de quinine à 2,25.

Le soir. — 108 pulsations ; pas de frissons ; nausées sans vomissements ; pas de selles ; ventre extrêmement douloureux à l'épigastre et aux hypochondres ; respiration gênée ; rien aux poumons. Bourdonnements d'oreilles ; un peu de surdité.

11 octobre. — 88 pulsations ; pas de frisson ; langue humide, un peu sale ; douleurs moins vives à l'épigastre et aux hypochondres ; nausées sans vomissements ; pas de selles. — Même prescription ; 2 bouillons.

Le soir. — 96 pulsations ; pas de frisson ; douleurs abdominales encore assez vives ; pas de lait. Lochies séro-sanguinolentes. La malade se sent beaucoup mieux.

12 octobre. — 80 pulsations ; pas de frisson ; langue humide ; ventre ballonné, douloureux encore à l'épigastre et aux hypochondres ; nausées presque continuelles, sans vomissements ; pas de selles. Larges eschares à la vulve. Bourdonnements d'oreilles ; surdité. — Eau rougie, sp., 2 pots. Idem pour le reste ; on continue le sulfate de quinine.

Le soir. — 96 pulsations ; pas de frisson ; pas de vomissements ; une selle. Un peu de dyspnée. Matité à la base du poumon droit, produite peut-être par le foie, car on entend le murmure respiratoire, avec ses caractères normaux, jusqu'à la base du poumon. Au même endroit on perçoit un bruit de frottement très-rude dans l'inspiration, moins fort dans l'expiration, que je soupçonne être produit par les fausses membranes développées entre la face convexe du foie et le diaphragme. — Bourdonnements d'oreilles ; surdité.

13 octobre. — Fièvre ; pas de frisson ; langue humide ; ventre encore très-volumineux et douloureux ; pas de vomissements ; une selle. La poitrine présente les mêmes symptômes qu'hier, surdité et bourdonnements d'oreilles. — Même prescription.

Le soir. — 96 pulsations ; 32 inspirations ; pas de frisson ; langue nette ; ventre beaucoup moins douloureux ; dyspnée ; le bruit de frottement a presque disparu. Surdité.

14 octobre. — 96 pulsations ; pas de frisson ; langue humide ; aucune douleur de ventre ; envies de vomir presque continuelles ; trois selles. Surdité, bourdonnements d'oreilles. — Même prescription, on continue le sulfate de quinine à la dose de 2,25 gr.

Le soir. — Même état.

15 octobre. — 104 pulsations ; pas de frisson ; langue humide ; légère douleur abdominale ; pas de vomissements ; deux selles. Soubresauts des tendons. Eschares à la vulve, profondes et taillées à pic. — La malade prenant son julep avec beaucoup de répugnance, on prescrit le sulfate de quinine en pilules.

16 octobre. — 84 pulsations ; pas de frisson ; la malade se trouve très-bien. Délire quinique ; surdité ; bourdonnements d'oreilles. — Même prescription.

Le soir. — 80 pulsations ; déjections involontaires ; hallucinations ; surdité ; bourdonnements d'oreilles. — Lochies supprimées.

17 octobre. — 96 pulsations ; pas de frisson ; pas de vomissements ; pas de selles. Délire pendant toute la nuit ; surdité. La malade ne souffre nulle part ; langue collante ; narines pulvérulentes.

Le soir. — 84 pulsations ; pas de frisson. — Même état.

18 octobre. — 80 pulsations ; pas de frisson ; aucune douleur ; pas de vomissements. Délire pendant toute la nuit. — Même prescription.

19 octobre. — 84 pulsations. Même état. — On réduit la dose du sulfate de quinine à 1,75 gr.; même prescription pour le reste.

20 octobre. — 76 pulsations. Le délire et la surdité ont disparu ; eschares au sacrum. — Eau rougie, sp., 2 pots ; sulfate de quinine, 1,50 gr. ; 2/4 de lavements amidonnés avec 6 gouttes de laudanum ; injection avec l'eau de camomille chlorurée ; vin de Bordeaux, 60 gr. 2 bouillons ; 2 potages.

21 octobre. — 76 pulsations ; pas de frisson ; aucune douleur ; pas de vomissements ; pas de surdité. — On réduit la dose du sulfate de quinine à 1 gr.

22 octobre. — Cette femme va très-bien. — On cesse le sulfate de quinine. Une portion.

Exeat. Guérie.

Enfant mort le 16 octobre 1856.

OBSERVATION XX. — Fièvre puerpérale grave ; traitement par le bichromate de potasse. Guérison. — Maternité, salle Sainte-Marthe, n° 7.

Freimann, 21 ans, couturière, primipare, habitant Paris depuis trois ans. Entrée à la Maternité le 17 septembre ; accouchement normal le 2 octobre. Durée du travail, 9 heures.

La veille de son accouchement, cette femme avait eu nn frisson avec claquement de dents, suivi de fièvre vive.

3 octobre. — Pouls fréquent, vibrant, résistant ; tissus injectés ; céphalalgie ; douleur hypogastrique. — Une saignée.

4 octobre. — Fièvre. Même état. Quelques frissons erratiques. — Ipéca.

5 octobre. — Même état. — Expectation.

6 octobre. — 112 pulsations, pouls ferme ; langue collante ; aucune douleur de ventre ; 6 selles. — Riz sp. de coings ; julep avec 3 gr. d'alcoolature d'aconit ; 2 quarts de lavements amidonnés avec 10 gouttes de laudanum, cataplasmes sur le ventre. Diète.

Le soir. — 116 pulsations. Pas de frisson ; langue humide ;

pas de douleur de ventre ; pas de vomissements ; pas de selles.

7 octobre. — 108 pulsations. Pouls large, mou, pas de frisson ; langue collante ; pas de vomissements ; pas de selles. — Riz sp. de coings ; julep avec 3 grammes d'alcoolature d'aconit ; cataplasme sur le ventre ; injections vaginales avec de l'eau de camomille chlorurée.

8 octobre. — 100 pulsations ; pas de frisson ; pas de vomissement. Même prescription. Deux bouillons, 2 potages.

9 octobre. — 100 pulsations ; pas de frisson ; langue humide ; pas de douleur de ventre ; pas de vomissement ; seins gonflés, douloureux ; lait abondant. Même prescription.

10 octobre. — 88 pulsations. La malade se trouve moins bien. Pas de frisson ; langue humide, très-rouge sur les bords ; douleur dans les reins et sur les parties latérales de l'utérus qui remonte à deux travers de doigts au-dessus du pubis. — Riz sp. de coings, deux pots ; julep diacodé ; trois cuillerées de solution de bichromate de potasse ; cataplasme sur le ventre. Un bouillon, un potage.

Le soir. — 104 pulsations. Pas de frisson ; langue humide ; ventre souple, un peu douloureux à l'hypogastre ; aucune douleur aux hypochondres ; deux vomissements immédiatement après l'ingestion de la première cuillerée de la solution de bichromate de potasse. Pas de selles.

11 octobre. — 84 pulsations ; pas de frisson ; langue humide ; aucune douleur de ventre. Pas de vomissements. Bon sommeil. Même prescription.

Le soir. — La malade se trouve bien ; elle ne se plaint que des seins qui sont gorgés de lait. Lochies peu abondantes, blanchâtres, non fétides.

12 octobre. — 84 pulsations. Pas de frisson ; pas de douleur de ventre ; un vomissement hier soir ; la malade se sent très-faible. Même prescription.

13 octobre. — 100 pulsations. Pas de frisson; pas de vomissements; une selle; aucune douleur de ventre. La malade se trouve mieux. Même prescription.

14 octobre. — 84 pulsations; état satisfaisant. — Julep diacodé; bordeaux, 100 grammes; deux bouillons, deux soupes; une côtelette.

15 octobre. — Etat excellent. — Une portion. On permet à la malade de se lever.

16 octobre. Le soir. — Frisson intense d'une demi-heure de durée; la malade se plaint d'une vive douleur dans l'épaule droite; rien d'appréciable dans cette partie au palper ou à la vue. Aucune douleur de ventre; pas de vomissements. Respiration normale.

17 octobre. — 108 pulsations; pas de frisson; langue nette; pas de vomissements; rien aux poumons; face pâle, fatiguée. — Chiendent nitré, deux pots; trois cuillerées de la solution de bichromate de potasse; onction avec l'onguent napolitain belladonisé; cataplasmes laudanisés; injection vaginale, avec l'eau de camomille chlorurée; deux bouillons, un potage.

Le soir. — 100 pulsations; même état. Un vomissement une heure après avoir pris une cuillerée de la solution prescrite.

18 octobre. — 100 pulsations; pas de frisson. Se plaint de l'hypochondre droit; pas de vomissements; 6 selles. Même prescription.

Le soir. — 112 pulsations; pas de frisson; se trouve mieux; un peu de toux, un peu de gêne de la respiration; rien aux poumons. Un vomissement après avoir pris une cuillerée de la solution de bichromate de potasse. Selles nombreuses; quelques coliques. Lavement laudanisé.

19 octobre. — 104 pulsations. Même état; quelques vomissements verdâtres. — Même prescription.

20 octobre. — Même état ; toujours quelques vomissements. Même prescription.

21 octobre. — 108 pulsations. Un frisson dans la journée
d'hier. Aucune douleur de ventre. Plus de vomissements. —
Gomme sp. deux pots ; julep diacodé ; 2 quarts de lavement
avec 10 gouttes de laudanum ; 1 lavement avec 1 gramme
sulfate de quinine ; 2 bouillons, 2 potages.

22 octobre. — 124 pulsations ; pas de frisson ; bon sommeil pendant la nuit ; très-légère douleur de ventre ; pas de
vomissements ; respiration facile ; quelques bulles de râle sonore disséminées dans les deux poumons. — Gomme sp.
2 pots ; julep diacodé ; lavement avec un gramme de sulfate
de quinine.

23 octobre. — Même état. — Même prescription.

24 octobre. — Se trouve très-bien. — Idem.

25 octobre. — 88 pulsations. La malade se trouve beaucoup mieux ; pupilles un peu dilatées. — Eau de Seltz ; julep
avec 3 grammes d'alcoolature d'aconit.

26 octobre. — 92 pulsations. Etat excellent. — Eau rougie sp. 2 pots ; julep avec 3 grammes d'alcoolature d'a-
conit ; 2 bouillons, 2 potages.

29 octobre. — Exeat, guérie.

Enfant mort le 11 octobre 1856.

OBSERVATION XXI. — Fièvre puerpérale grave ; traitement par le bichromate de potasse. Guérison. — Maternité, salle Sainte-Marthe,
n° 12.

Hautemanière, 21 ans, culottière, primipare, depuis deux
ans à Paris, entrée à la Maternité le 5 septembre 1856 ;
accouchée le 26 septembre.

Depuis l'accouchement, le pouls est resté fréquent.

Le 30 septembre. — Malaise. — Ipéca.

Dans la nuit du 30 septembre au 1er octobre, un frisson d'une heure de durée. — Une nouvelle dose d'ipécacuanha.

2 octobre. — 120 pulsations; langue collante, recouverte d'un enduit jaunâtre; gencives gonflées, sans enduit. Aucune douleur de ventre; on peut palper l'abdomen dans tous les sens. Peau chaude; lait abondant; quelques petites escharres à la vulve. — Eau de groseilles, sp. 2 pots; eau de Sedlitz une bouteille; cataplasmes sur le ventre; un bouillon.

3 octobre. — 96 pulsations; pas de frisson; langue humide; toujours aucune douleur de ventre. — Eau de groseilles, sp. 2 pots; julep diacodé; cataplasmes sur le ventre; 2 bouillons, 2 potages.

Le soir. — 124 pulsations, 36 inspirations; frissons, ce matin, d'une demi-heure de durée, sans claquements de dents. Aucune douleur de ventre; nausées; pas de vomissements; 2 selles. — 2 cuillerées de solution de bichromate de potasse.

4 octobre. — 108 pulsations; pas de frisson; ventre tendu, ballonné, sans douleur; pas de vomissements. — Gomme sp. 2 pots; julep gommeux avec 3 cuillerées de solution de bichromate de potasse; 2/4 de lavements amidonnés avec 10 gouttes de laudanum.

Le soir. — 112 pulsations. — La malade se trouve mieux.

5 octobre. — 86 pulsations; pas de frisson; aucune douleur de ventre. Un vomissement bilieux pendant la nuit. — Même prescription.

Le soir. — Même état. Quelques vomissements de matière muqueuse.

6 octobre. — 108 pulsations; pas de frisson; langue collante, chargée; aucune douleur de ventre; pas de vomissements. — Limonade sp. 2 pots; julep diacodé; 3 cuillerées de solution de bichromate de potasse; cataplasmes sur le ventre; 2 bouillons, 2 potages.

Le soir. — 112 pulsations. Même état. Vomituritions après l'une des prises de la solution.

7 octobre. — 92 pulsations ; pas de frisson ; pas de douleur de ventre ; un vomissement ; deux selles. — Limonade sp. ; julep diacodé ; 2 bouillons, 2 potages.

Le soir. — 108 pulsations. Etat excellent.

8 octobre. — 100 pulsations. Etat satisfaisant. — Même prescription.

9 octobre. — 84 pulsations. — Bon état. — La malade mange un œuf.

10 octobre. — Convalescence complète. — Une portion d'aliments.

11 octobre. — *Exeat*, guérie.

Réflexions sur les quatre observations de cette section. — J'appellerai l'attention sur la première de ces quatre observations ; elle fut recueillie pendant le mois d'avril, alors que l'épidémie était dans toute son intensité, aussi la malade fut très-gravement atteinte. Le pouls atteignit le chiffre 152, la cyanose fut considérable. Je trouve cette observation, sauf la terminaison, comparable sur tous les points avec l'observation I, qui a trait à un cas de fièvre puerpérale développé chez une élève sage-femme.

La seconde observation de fièvre puerpérale suivie de guérison, quoique fort grave, s'éloigne de la précédente par une forme inflammatoire manifeste et des accidents péritonéaux bien marqués ; aussi on remarquera que cette observation fut recueillie en octobre, au déclin de l'épidémie ; la différence qui sépare ces deux premières observations s'explique par l'âge différent de l'épidémie.

La troisième et la quatrième observation que nous avons désignées sous le nom de fièvres puerpérales graves suivies de guérison montrent encore des accidents dont l'énergie décroît de plus en plus ; le pouls a toujours été relativement peu fréquent. Ces deux observations mènent par gradation aux cas de fièvre puerpérale légère ; elles furent, comme les précédentes, recueillies au déclin de l'épidémie.

SECTION VI.

OBSERVATIONS DE FIÈVRE PUERPÉRALE LÉGÈRE.

OBSERVATION XXII. — Fièvre puerpérale légère ; traitement par le sulfate de quinine. Guérison.—Maternité, salle Sainte-Marie, no 20.

Wagner, 28 ans, cuisinière, primipare, à Paris depuis 4 ans, entrée à la Maternité le 19 septembre ; accouchée le 21 à 7 heures du soir ; le travail a duré 14 heures. Hémorrhagie légère après la délivrance : 4 doses de seigle ergoté.

Le 22, le soir. — La malade se plaint de la tête ; frisson ; quelques tranchées utérines, sans autre douleur de ventre.

23 septembre. — Pouls fréquent ; douleur de ventre ; céphalalgie. — Ipéca.

24 septembre. — 96 pulsations ; douleur de ventre. Embrocations sur le ventre avec l'huile de camomille camphrée.

25 septembre. — 104 pulsations ; céphalalgie ; lochies normales ; sécrétion laiteuse abondante.

Le soir. — 100 pulsations ; langue humide ; douleur à l'hypogastre, et depuis ce matin aux hypochondres. — Gomme sucrée 2 pots ; julep avec un gramme de sulfate de quinine, en deux doses ; cataplasmes.

26 octobre. — 80 pulsations ; pas de frisson ; langue humide, large, blanchâtre. Douleur abdominale, vive à la pression ; pas de vomissements, pas de selle. Gêne de la respiration. Etourdissements et bourdonnements d'oreilles. La malade a

assez bien dormi pendant la nuit. Julep avec 1,50 gramme de sulfate de quinine, en 3 doses. Lavement avec 30 grammes de sulfate de soude; onction sur le ventre avec l'onguent napolitain belladonisé.

Le soir. — 60 pulsations ; pas de frisson ; sueur abondante. Douleur vive dans le ventre, pas de vomissements; 3 à 4 selles.

27 septembre. — 72 pulsations ; pas de frisson. Ventre douloureux seulement au niveau de l'utérus qui remonte à quatre travers de doigt au-dessus du pubis. Pas de vomissement; trois selles. On supprime le lavement purgatif; même prescription pour le reste.

Le soir. — 68 pulsations. Une eschare de la largeur d'une pièce de 2 francs occupe la face interne de la grande lèvre gauche. Tintements d'oreilles.

28 septembre. — 64 pulsations; pas de frissons; pas de vomissements; 2 selles. Bourdonnements d'oreilles; surdité. — Même prescription.

Le soir. — 64 pulsations; même état ; surdité et bourdonnements d'oreilles.

29 septembre. — 72 pulsations; pas de frissons; ventre peu douloureux; bourdonnements d'oreilles. Même prescription.

30 septembre. — 56 pulsations; état excellent. Même prescription.

1er octobre.— 52 pulsations; état excellent. — Même prescription.

Le soir. — La malade se plaint d'une légère douleur dans la fosse iliaque gauche.

2 octobre.—60 pulsations ; pas de frisson; langue humide, large, chargée ; douleur dans l'hypochondre gauche, s'exas-

pérant par la pression ; pas de nausées ; pas de vomissements ; 2 selles.

3 octobre. — La malade ne souffre nulle part ; convalescence complète. — Exeat.

Observation XXIII. — Fièvre puerpérale légère ; pas de frisson ; eschare à la vulve. Guérison. — Maternité, salle Sainte-Marthe, n° 5.

Bornay, 20 ans, lingère, primipare, depuis deux ans à Paris, entrée à la Maternité le 23 septembre, accouchée le 23, à 4 heures du soir. Le travail a duré 4 heures.

Bonne santé pendant les trois premiers jours qui suivent l'accouchement ; sécrétion laiteuse normale ; lochies purulentes.

Au bout de trois jours, un peu de fièvre, un peu de douleur de ventre ; céphalalgie ; pas de frisson. Le 27, on lui administre un ipéca qui est suivi d'un soulagement marqué.

29 septembre. — Pas de frissons ; 112 pulsations ; pouls irrégulier, assez petit ; langue blanche, humide ; pas de vomissements ; 3 selles ; quelques petites eschares à la vulve. — Riz avec sirop de coings ; julep diacodé ; onction avec l'onguent napolitain belladonisé ; diète.

Le soir. — 116 pulsations ; pas de frisson ; langue humide ; ventre à peine douloureux ; pas de vomissements ; 3 selles.

30 septembre. — 120 pulsations ; pas de frisson ; langue blanche et humide ; très-peu de douleur au ventre ; pas de vomissements ; 2 selles ; la malade a bien dormi ; la région anale est rouge, douloureuse, recouverte par une couche de matière blanche pultacée. — Même prescription ; on y joint 2 bouillons comme alimentation, et de la poudre de quinquina pour saupoudrer la région anale.

Le soir. — 96 pulsations ; pas de frisson ; sueur abondante ; pas de douleur abdominale ; pas de vomissements ; 2 selles.

1ᵉʳ octobre. — 108 pulsations ; pas de frisson ; langue humide, chargée ; ventre peu douloureux ; pas de vomissements ; 4 selles ; le sillon interfessier présente toujours une exsudation blanchâtre. — Même prescription.

Le soir. — 84 pulsation ; pas de frisson ; langue humide ; abdomen légèrement douloureux ; pas de vomissements, 2 selles.

2 octobre. — 100 pulsations ; pas de frisson ; langue large, blanchâtre ; pas de douleur de ventre ; pas de vomissements ; pas de selles. — Même prescription ; 2 bouillons ; 2 potages.

3 octobre. — 92 pulsations ; pas de frisson ; langue sale ; pas de vomissements ; les eschares vulvaires se détergent ; quelques plaques diphthéritiques persistent à l'anus ; éruption hydrargyrique sur l'abdomen. — Même prescription ; on y ajoute 100 grammes de vin de Bordeaux.

4 octobre. — Etat excellent ; une portion.

5 octobre. — Une portion ; une côtelette.

Exeat le 8 octobre ; complétement guérie.

Enfant mort le 8 octobre.

OBSERVATION XXIV. — Fièvre puerpérale légère ; début violent ; frisson intense. Guérison. — Maternité, salle Sainte-Marthe, nº 10.

(1856.) Motasse, 28 ans, domestique, multipare, à Paris depuis deux ans et demi, entrée à la Maternité le 10 septembre, accouchée le 25 ; le travail a duré 5 heures et demie.

Le 26 septembre. — Fièvre ; céphalalgie ; pas de frissons ; pas de douleur de ventre. — Ipéca ; après cette évacuation, la malade va parfaitement bien.

Le 29. — A trois heures du matin, frisson d'une heure de durée, avec claquements de dents ; réaction consécutive ; légère douleur de ventre.

Le soir. — 124 pulsations ; céphalalgie ; ventre douloureux au niveau de l'utérus seulement ; peau chaude, couverte de sueur. — Gomme sucrée, 2 pots ; une cuillerée de solution d'acide chromique ; cataplasme sur le ventre ; onction avec l'onguent napolitain belladonisé.

30 septembre. — 132 pulsations ; pas de frisson ; langue humide ; l'utérus remonte à trois travers de doigts au-dessus des pubis ; il est un peu douloureux à la pression ; pas de vomissements ; 2 selles diarrhéiques. — Gomme sucrée, 2 pots ; 2 cuillerées de solution d'acide chromique ; onction avec l'onguent napolitain belladonisé ; diascordium.; diète.

Le soir. — Se trouve mieux ; 108 pulsations ; pas de frisson ; pas de vomissements ; une selle ; lait abondant ; lochies rosées.

1er octobre. — 108 pulsations ; même état ; 4 cuillerées de solution d'acide chromique ; idem pour le reste.

Le soir. — 104 pulsations ; la malade se trouve bien.

2 octobre. — 132 pulsations ; pas de frisson ; langue saburrale, collante ; céphalalgie ; douleur dans le côté gauche du ventre ; pas de vomissements ; pas de selles. — 5 cuillerées de solution d'acide chromique ; idem pour le reste ; diète.

Le soir. — 120 pulsations.

3 octobre. — 92 pulsations ; pas de frisson ; langue humide ; ventre souple et non douloureux. La malade se trouve beaucoup mieux et demande son exeat. Guérison complète chez elle.

Observation XXV. — Fièvre puerpérale légère. Guérison. — Maternité, salle Sainte-Marie, n° 19.

(1856.) Pouchet, 17 ans, blanchisseuse, primipare, née à Paris, entrée à la Maternité le 22 septembre, accouchée le 26, à deux heures du matin; le travail a duré neuf heures; bassin légèrement rétréci.; bonne santé habituelle.

Pendant la journée du 26, cette femme eut de la douleur dans le dos et dans le côté droit. — Ipéca.

27 septembre. — 120 pulsations; n'a jamais eu de frisson; langue humide, jaunâtre; ventre ballonné, sonore, extrêmement douloureux; un vomissement bilieux; pas de selle. — Ipéca, 2 grammes avec 0,05 gramme d'émétique; une cuillerée de solution de bichromate de potasse.

28 septembre. — 96 pulsations; pas de frisson; douleur vive dans le ventre; pas de vomissements depuis l'ipéca. — Gomme sucrée, 2 pots; eau de Sedlitz; une cuillerée de solution de bichromate de potasse.

Le soir. — 100 pulsations; pas de frisson; ventre moins douloureux, sensible encore de chaque côté de l'ombilic; pas de vomissements; la malade se trouve très-bien et demande à manger; peau fraîche. — Une cuillerée de la solution prescrite plus haut.

29 septembre. — 106 pulsations; douleur limitée à la région hypogastrique; deux petites eschares sur deux incisions pratiquées à la vulve pendant le travail de l'accouchement. — 3 cuillerées de solution; onguent napolitain belladonisé; cataplasme; diète.

Le soir. — 112 pulsations; la douleur persiste à la région hypogastrique. — Lavement avec 40 grammes de miel de mercuriale.

30 septembre. — 108 pulsations; pas de frisson; ventre

beaucoup moins douloureux ; pas de vomissements, — Même prescription.

Le soir.—108 pulsations ; le ventre est couvert d'une éruption hydrargyrique confluente.

1er octobre. — 100 pulsations ; pas de frisson ; ventre saillant, un peu douloureux ; pas de vomissements. — Même prescription.

Le soir. — 84 pulsations ; pas de frisson ; le ventre est moins douloureux.

2 octobre. — 112 pulsations ; ventre peu douloureux ; trois ou quatre vomissements après l'ingestion de la solution prescrite. — Même prescription ; 4 cuillerées de solution.

3 octobre. — 100 pulsations ; la malade va beaucoup mieux ; elle vomit chaque fois qu'elle prend une des cuillerées de la solution de bichromate de potasse ; pas de vomissements dans l'intervalle. — Gomme sucrée, 2 pots ; 2 bouillons.

Le soir. — 92 pulsations.

4 octobre. — 86 pulsations ; pas de frisson ; langue sale vers le milieu ; pas de vomissements.

5 octobre. — Même état.

6 octobre. — Etat excellent. — 2 bouillons ; 2 potages ; une côtelette.

Exeat. — Guérie.

Enfant mort le 29 septembre.

SECTION VII.

OBSERVATION DE PHLÉBITE UTÉRINE SUIVIE D'INFECTION PURULENTE.

OBSERVATION XXVI. — Phlésite utérine, infection purulente, frissons répétés ; mort ; autopsie : abcès métastatiques, péritoine sain. — Maternité, salle Sainte-Marie, n° 22.

Laroque, 22 ans, lingère, primipare, de Paris, entrée à la Maternité le 23 septembre, accouchée le 25 septembre ; accouchement facile ; le travail a duré deux heures et demie. Transport immédiat à l'infirmerie.

25 septembre le soir. — 90 pulsations ; langue bonne ; diarrhée depuis ce matin ; les matières fécales sont glaireuses ; elles ne contiennent pas de sang ; quelques tranchées utérines. — Riz, sirop de coings, 2 pots ; julep avec opium 0,05 ; un quart de lavement amidonné avec dix gouttes de laudanum.

26 septembre. — 116 pulsations ; pas de frisson ; sueur abondante ; douleur limitée à la partie latérale droite de l'utérus ; 2 selles. — Limonade sucrée, 2 pots ; eau de Sedlitz, une bouteille ; cataplasme sur le ventre ; frictions avec l'onguent napolitain belladonisé.

Le soir. — 104 pulsations ; a eu des frissons légers pendant toute la journée ; même douleur de ventre ; pas de vomissements ; 3 selles.

27 septembre. — 108 pulsations ; pas de frissons depuis hier ; langue très-humide ; douleur assez vive, mais limitée au niveau de l'utérus qui est volumineux. — Riz, sirop de coings ; julep diacodé ; 2 quarts de lavements amidonnés avec 8 gouttes de laudanum ; deux panades.

Le soir. — 104 pulsations ; même état.

28 septembre. — 92 pulsations ; pas de frisson ; langue bonne ; ventre souple ; douleur vive au niveau de l'utérus ; rien dans le reste du ventre. — Gomme sucrée; une cuillerée de la solution de bichromate de potasse ; 10 sangsues *loco dolenti*; cataplasme sur le ventre; onction avec l'onguent napolitain belladonisé ; un bouillon que demande la malade.

Le soir.— 108 pulsations; pas de frisson ; utérus beaucoup moins douloureux ; pas de vomissements ; faim très-vive.— Une cuillerée de la solution de bichromate de potasse.

29 septembre. — 104 pulsations ; pas de frisson ; langue légèrement blanchâtre ; douleur assez vive au niveau de l'utérus ; trois vomissements verdâtres ; quelques selles; eschares peu étendues à la vulve ; la malade demande à manger. — Trois cuillerées de la solution prescrite plus haut.

Le soir. — 108 pulsations ; moins de douleur de ventre ; pas de vomissements.

30 septembre. — 106 pulsations; pas de frisson ; à peine de douleur au niveau de l'utérus ; pas de vomissements ; 6 selles. — Eau sucrée avec le sirop de fleurs d'oranger ; 3 cuillerées de la solution de bichromate de potasse ; onction avec l'onguent napolitain belladonisé ; 1/4 de lavement amidonné et laudanisé; diète.

Le soir. — 100 pulsations; un frisson peu intense, mais prolongé; ventre peu douloureux ; pas de vomissements ; pas de selles.

1ᵉʳ octobre. — Frisson d'une demi-heure pendant cette nuit ; ventre moins douloureux; un vomissement ; quelques étourdissements. — Solution de bichromate de potasse, 4 cuillerées.

Le soir. — 88 pulsations; 2 frissons légers d'une demi-heure de durée ; peu de douleur de ventre; un vomissement.

2 octobre. — 108 pulsations ; pas de frisson ; langue humide ; légère douleur de ventre ; trois vomissements bilieux après l'ingestion de la solution prescrite ; face jaunâtre. — Même médication.

Le soir. — Pas de frisson ; langue humide ; ventre non douloureux ; plusieurs vomissements verdâtres.

3 octobre. — 104 pulsations ; pas de frisson ; ventre souple, non douloureux ; vomissements fréquents, verdâtres. — Eau rougie sucrée, 2 pots ; 4 cuillerées de la solution de bichromate de potasse ; 2 quarts de lavements amidonnés avec 5 gouttes de laudanum ; cataplasme sur le ventre ; 2 bouillons.

Le soir. — 140 pulsations ; frisson de dix minutes de durée ; peau chaude ; pommettes rouges ; ventre souple, non douloureux ; vomissements.

4 octobre. — 144 pulsations ; pas de frisson ; douleur dans l'épaule et dans le coude gauches, sans gonflement ni rougeur ; face pâle, terreuse ; vomissements fréquents. — Eau rougie sucrée, 2 pots ; julep diacodé ; 2 quarts de lavements amidonnés avec 5 gouttes de laudanum ; 2 bouillons.

Le soir. — 140 pulsations ; pas de frisson ; ventre souple, non douloureux ; pas de vomissements ; œil gauche douloureux, saillant, trouble ; pupille déformée.

5 octobre. — Pas de frissons ; délire pendant toute la nuit ; ventre nullement douloureux ; pas de vomissements ; exophthalmie. — Eau rougie ; julep diacodé ; un quart de lavement amidonné et laudanisé.

Le soir. — Les deux yeux sont troubles et présentent de la suffusion purulente.

6 octobre. — Agonie ; mort à 2 heures du soir.

Autopsie. — Utérus petit, bien revenu sur lui-même, présentant sur le côté droit, au niveau de l'insertion du ligament large, une plaque de quelques centimètres carrés seulement,

où tous les sinus utérins contiennent du pus. La cavité péritonéale est complétement saine; la rate contient deux abcès
métastatiques du volume d'une noisette. Rien dans les poumons
ni dans les plèvres; les deux yeux sont opaques; ils contiennent du pus en très-petite quantité, mélangé aux humeurs
de l'œil; l'intestin grêle est parfaitement sain; le cœcum et
le colon sont congestionnés; la membrane muqueuse y est
très-injectée. Le foie est graisseux au plus haut point; son aspect est caractéristique.

FIN.

TABLE DES MATIÈRES

CONTENUES DANS CE VOLUME.

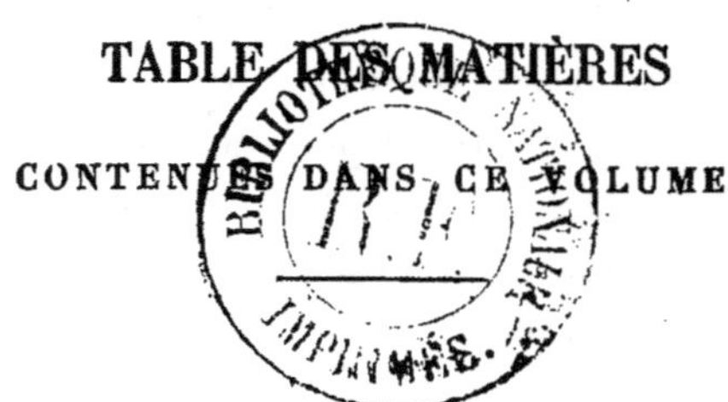

FIN DE LA TABLE.